ひと皿で栄養がとれる！

60歳からのおいしい

完全食

荻野恭子

JN060785

家の光協会

はじめに

　半世紀以上も生きていると、食事の支度もおっくうになり、ついつい市販のお総菜や外食に頼ってしまうこともあります。しかし、健康寿命をまっとうするには、簡単なものでいいから食事は自分で作ったほうがいいと考え、私が実践しているのが、「完全食」です。本書の完全食は、主食の炭水化物を1素材、主菜のタンパク質を1素材、副菜やデザートのビタミン・ミネラルを3素材の合計5素材で作る、栄養バランスのよい食事のこと。

　少ない食材で作るので、買いものも調理も手間がかからず、無理なく続けられるのが特長。洗いものも少なくてすむよう、ひと皿に盛りつけます。また、わが家では野菜や果実の皮はむかずに調理します。時短にもなり、栄養もおいしさも丸ごと摂取できます。ポテトサラダもわが家ではじゃがいもは皮つきです。

　完全食を実践して数年たちますが、以前より体調がよく、疲れにくくなっているのを実感します。夫も、お腹の調子がよくなったようです。体によくて無駄のないコンパクトな食生活、ぜひ実践してみてください。

荻野　恭子

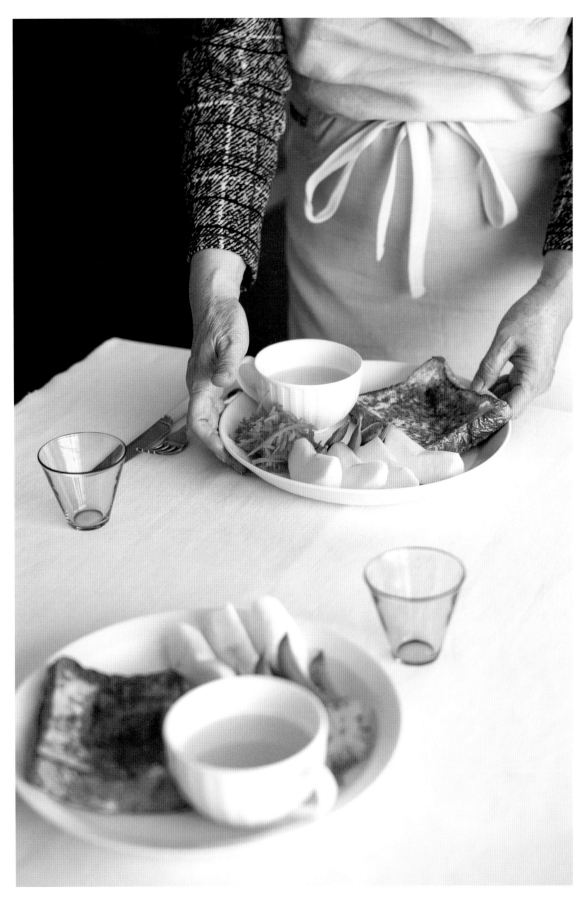

目次

◎ 計量単位は1カップ＝200ml、大さじ1＝15ml、小さじ1＝5ml、1合=180mlです。
◎ オーブンの温度、焼き時間はあくまでも目安です。機種によって違いがあるので、様子をみて加減してください。
◎ 電子レンジは出力500Wのものを使っています。600Wの場合は0.8倍にしてください。機種によって違いがあるので、様子をみて加減してください。
◎ 塩は精製されていないものを使います。
◎ 砂糖はきび砂糖またはてんさい糖を使います。
◎ バターは有塩のもの、プレーンヨーグルトは無糖のものを使います。

完全食ってどんなもの？

手間と時間をかけずに栄養バランスのよい食事を作るための、
とっておきの食事術が「完全食」。
完全食とは、米、麺、いもなどの炭水化物、肉、魚、大豆製品、卵などのタンパク質、
野菜、豆、海藻、果物などのビタミン・ミネラルをバランスよく組み合わせたひと皿メニュー。
必要以上に作らない、コンパクトな食事です。

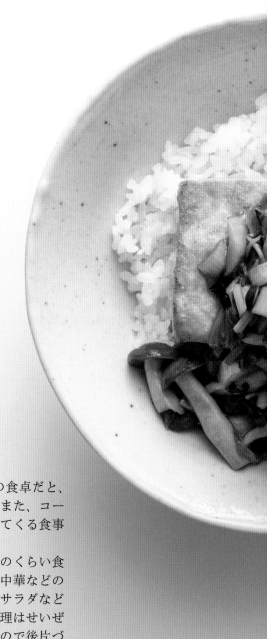

1 ひと皿で栄養バランスのよい 食事になります

　年齢を重ねるにつれて食べられる量が減ってくるのが現実。おいしいものは食べたいけれど、そうたくさんは食べられません。また、買いものや調理をするのがおっくうになるときもあるはず。最近シニア世代の低栄養に注意が必要といわれているゆえんです。
　そこで私が実践しているのが、体に必要な栄養素をぎゅっと詰め込んだ、ひと皿ごはん。食べすぎることなく、無理なく栄養がとれるメニューをいろいろと考えるようになりました。と言っても、手間ひまをかける必要はありません。いつもの料理をちょっと工夫するだけで、栄養バランスがぐっとよくなります。

2 ひと皿に盛ると 食べる量が把握できます

　小皿や小鉢が多い食卓、逆に大皿取り分け料理ばかりの食卓だと、何をどのくらい食べたかわからなくなることがあります。また、コース仕立てのレストランのように違う料理がひと皿ごとに出てくる食事も然り。
　この本では、目の前の料理をパッと見ただけで、何をどのくらい食べるのかがわかるひと皿盛りがお約束。海鮮ずし、冷やし中華などの単品料理はもちろんのこと、おかずとおむすび、パスタとサラダなどもひと皿に盛り合わせ、単純明快な食卓にします。作る料理はせいぜい2品だから手間がかからず、たくさんの食器を使わないので後片づけも楽です。

3 炭水化物、タンパク質、ビタミン・ミネラルは 1:1:1

1日に何をどれだけ食べたらよいかを考える際の参考にしたのは、厚生労働省、農林水産省が共同で策定した「食事バランスガイド」。ざっくりと言うと、炭水化物、タンパク質、ビタミン・ミネラルの割合を1:1:1にすることを基本と考えます。これは食べるグラム数を同じにするということではなく、見た目の割合。私の栄養士としての経験から、いちいちはかりにのせて食べる量を決めなくても、目で見たボリュームが同じくらいであればいいと考えます。

このページの写真「豆腐のきのこあんかけ丼」(18ページ参照)を例にとると、ご飯(炭水化物)、豆腐(タンパク質)、きのこと小松菜のあんかけ(ビタミン・ミネラル)の3つが1:1:1であればいいのです。

4 1回の食事に使う材料は 計5食材

見た目のボリューム感は1:1:1とお話ししましたが、1回の食事に使う材料は炭水化物1、タンパク質1、ビタミン・ミネラル3の5食材。写真の「豆腐のきのこあんかけ丼」で言うと、炭水化物はご飯、タンパク質は豆腐、ビタミン・ミネラルは小松菜、しめじ、えのきだけ。ここでは使っていませんが、薬味のようにちょっと足したらおいしさが増すようなものは数には入れません。

ここ数年は炭水化物が悪者になりがちでしたが、栄養バランスのことを考えたら、炭水化物を抜くなんてもってのほかです。実際に私はこの完全食をはじめてから元気が長持ちするようになり、なんと標準体重にまでやせました。

5 コンパクトな食事で 無駄をなくします

この本の完全食は、今後の食糧不足やSDGsが叫ばれる中、毎日の食事もコンパクトにしたいという思いから生まれました。ここで言うコンパクトとは、
・必要以上に材料を買わない　・必要以上に料理の品数を作らない　・食べきれる量を作る
・まとめ作りはしない　・残りものや無駄が出ないようにする（9ページ参照）
といったところ。無駄をなくせば調理もシンプルになり、ちょっとやってみようかなという気持ちになります。

完全食はこうして作ります

完全食の構成は、炭水化物、タンパク質、ビタミン・ミネラルの３本柱。
使う食材は、**炭水化物１、タンパク質１、ビタミン・ミネラル３の、計５食材です。**
この本では必要な食材がひと目でわかるように、各ページに、使う食材の写真を
入れています。分量は作り方に合わせて２人分。
あとは家にある調味料と薬味をプラスすれば、すぐに調理に取りかかれます。
スパイスを上手に使ったり、野菜の皮や葉を無駄なく食べきる工夫も紹介します。

炭水化物	タンパク質	ビタミン・ミネラル
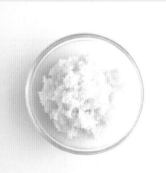	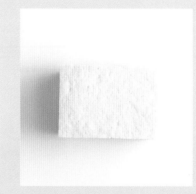	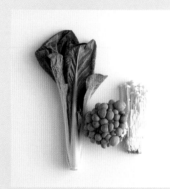

主食となるご飯や餅、パン、麺など。体温を保ち、体を動かすエネルギー源になります。また、食物繊維やミネラル分も多く含まれているので、おろそかにしてはいけません。ご飯なら 150 〜 200 g、餅なら２切れ、食パンなら６枚切り１枚を１食の目安にしましょう。じゃがいもはビタミン類だけでなく炭水化物を多く含むので、炭水化物としても扱います。

主菜となる肉、魚介、大豆製品、卵など。これらは体の血や肉のもとになるタンパク質のほか、脂質やビタミン類や鉄分が多く含まれていて、体を維持するのに必須です。ソーセージなどの肉加工品、練り製品などの海産加工品、さば缶などの缶詰も同様です。また、卵、チーズなどの乳製品もこのグループです。

副菜となる野菜、いも、きのこ、海藻、果物など。ビタミンやミネラル類は体の調節機能のために必要ですが、これらの栄養素は体の中に貯蔵できないものが多いので、毎日必ず食べるようにします。火を通したり塩でもんだりするとカサが減るものが多いので、ちょっとした工夫でたくさん食べることができます。

だし汁はとらず、削り節粉が便利

削り節や昆布でだしをとるのが面倒……という人も多いはず。でも市販のだしの素はちょっと苦手という人もいます。そこで私がおすすめするのが、自家製の削り節粉。作り方は簡単。かつお厚削り１袋（100ｇ）と花がつお１袋（80ｇ）をミキサーで、粉状になるまで攪拌するだけ。湿気ないように保存瓶や保存容器に入れておきます。調理の途中に取り出す必要がなく、天然だしの素として使えます。

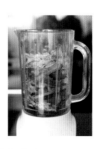 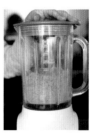

完全食をおいしく作る、プラスαの食材

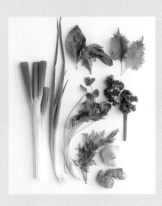

薬味

なかなか主役にはなれないけれど、奥行きのある味に仕上げてくれるのが香り野菜。ドライハーブを使ってもいいですが、生のもののほうが香りが立ち、フレッシュ感が出ます。この本で使っているのは、長ねぎ、細ねぎやあさつき、青じそ、パクチー、パセリ、バジル、ディルやタイムなどのハーブ、にんにく、しょうが。彩りにもなります。

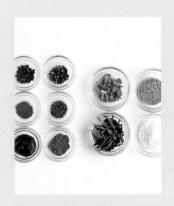

スパイスとうまみ

少量あるだけで料理の風味を引き立ててくれるのがスパイス。洋風料理には黒粒こしょう、中華料理には花椒（ホアジャオ）や五香粉（ウーシャンフェン）、辛さを出すのは七味唐辛子、コチュジャン、カレー粉など。いずれもドライで日持ちするので、常備しておいても。また、干しえび、白炒りごま、刻みのり、パルメザン粉チーズは、ちょっと加えるだけでうまみが増しておいしく感じます。

残りものが出ないようにする工夫

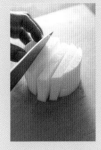

野菜はなるべく皮をむかない

大根、にんじん、れんこん、じゃがいもなど、皮をむくのが当たり前だと思っている野菜も、よく洗って皮をむかずに使います。野菜の栄養が丸ごととれるだけでなく、皮をむく手間が省けます。→マーボーなす丼＋大根のしょうゆ漬けセット（24ページ）

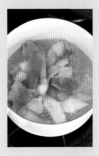

りんごの皮は再利用

りんごも皮をむかずに使うのが基本ですが、皮をむいたときは捨てずに鍋に入れ、レモン汁と水を加えて煮出します。10分ほどしたら薄いピンク色のアップルティーのでき上がり。りんごの香りと甘さが鼻をくすぐります。→フレンチトースト＋にんじんサラダセット（76ページ）

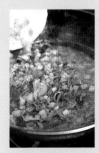

野菜はあえて葉つきを購入

セロリ、かぶ、大根など、近年は葉を切って出荷されることがほとんど。ではこの葉はどこに？　私はあえて葉つきのものを買い求め、葉もいっしょに調理します。炒めものやスープ、チャーハンなどに入れると、ぐっとおいしくなります。→ミネストローネ風リゾット（40ページ）

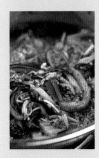

長ねぎの青い部分は無駄にしない

長ねぎの青い部分は香りがよく、緑黄色野菜と同じくビタミンやカルシウムが豊富なので、捨てるにはもったいない。白い部分といっしょに薬味として使うのがおすすめ。炒めものに加えると無駄になりません。→マーボーなす丼＋大根のしょうゆ漬けセット（24ページ）

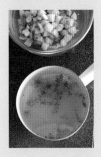

野菜のゆで汁はスープストックになる

じゃがいも、にんじん、セロリ、そら豆など、野菜をゆでたらゆで汁を取っておき、スープとして再生させます。塩、こしょうで味を調え、ディルやパセリをふればでき上がり。鶏肉やベーコンを入れてもOK。→ごちそうポテトサラダ＋デミタススープセット（88ページ）

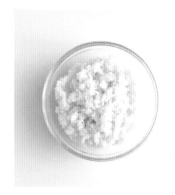 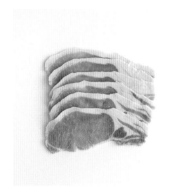 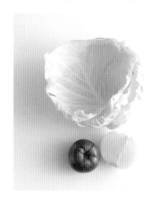

しょうが焼きのせご飯

いつものしょうが焼きもひと皿に盛り合わせると、
炭水化物＝ご飯、タンパク質＝豚肉、ビタミン類＝野菜のバランスが一目瞭然。
玉ねぎは酢をふっておくと食べやすく、しょうが焼きともよく合います。

材料（2人分）

ご飯（温かいもの）……400g
豚肉のしょうが焼き
　　豚ロース肉（しょうが焼き用）
　　　……6枚
　　ごま油……大さじ1
　　しょうゆ……大さじ2
　　砂糖……大さじ1
　　しょうがのすりおろし……大さじ1
キャベツ……大3枚
トマト……1個
玉ねぎ……½個
酢……小さじ2

1　キャベツはせん切りにし、トマトはヘタを取って6等分のくし形に切る。玉ねぎは薄切りにしてボウルに入れ、酢をふって混ぜる。

2　豚肉のしょうが焼きを作る。フライパンにごま油を熱して豚肉を1枚ずつ広げ入れ、中火で両面を焼いて中まで火を通す。

3　しょうゆ、砂糖、水大さじ2、しょうがを混ぜ合わせ、2の豚肉にかけ、汁気がなくなるくらいまで味をからめ、照りよく仕上げる。

4　器にご飯と豚肉のしょうが焼きを盛り、キャベツ、トマト、玉ねぎを添える。

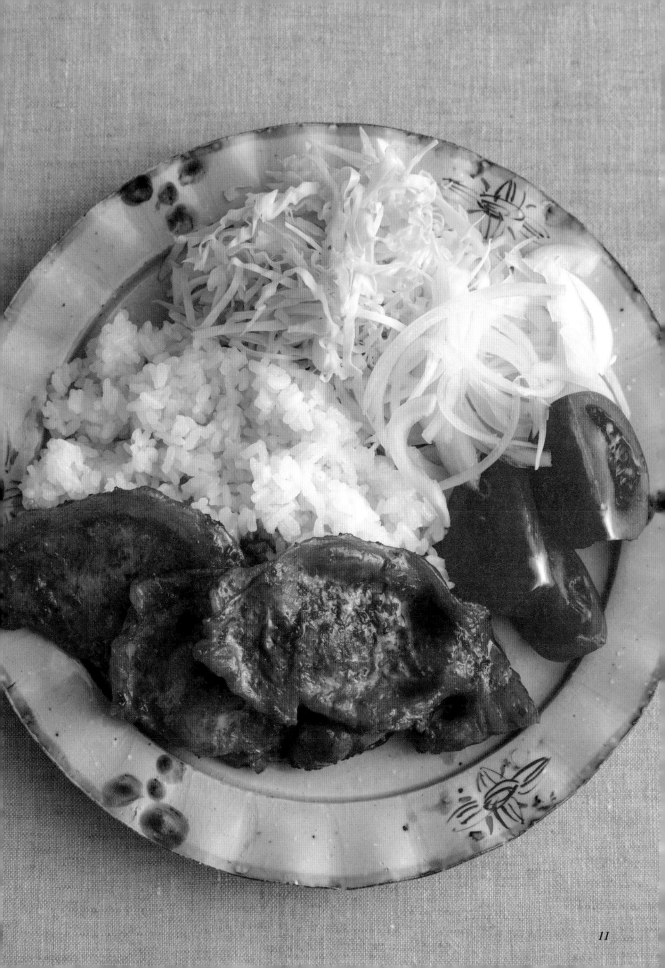

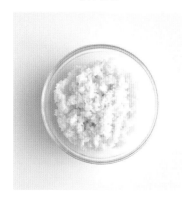 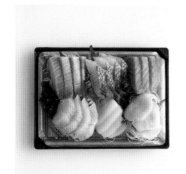 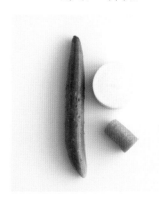

海鮮ずし

‖ 刺し身盛り合わせを買ってくれば簡単。ネタは好みのもので OK ですが、
数種類あったほうが見た目も味も楽しめます。野菜不足になりがちなので、
きゅうり、大根、にんじんのせん切りを混ぜ合わせて、たっぷりと添えます。

材料（2人分）

ご飯（炊きたて）……400g
すし酢
　　酢……大さじ3
　　砂糖……大さじ ½
　　塩……小さじ ½
刺し身盛り合わせ（まぐろ、鯛、サーモン、
　かんぱち、いか、帆立貝柱）……2人分
きゅうり……1本
大根……3cm
にんじん……⅓本
青じそ（刺し身盛り合わせに
　添えてあるもの）……4枚
もみのり……½枚分
白炒りごま……大さじ1
わさびじょうゆ……適量

1　ご飯をボウルに入れ、すし酢の材料をよ
く混ぜ合わせて加え、切るようにして混
ぜる。ぬれ布巾をかけて5分ほど蒸らす。

2　刺し身はひと口大に切る。

3　きゅうり、大根、にんじんは4〜5cm長
さのせん切りにし、混ぜ合わせる。

4　器に1のすしめしを盛り、もみのりとご
まを散らす。青じそを敷いて3の野菜を
のせ、刺し身を彩りよく盛り合わせる。
わさびじょうゆをかけて食べる。

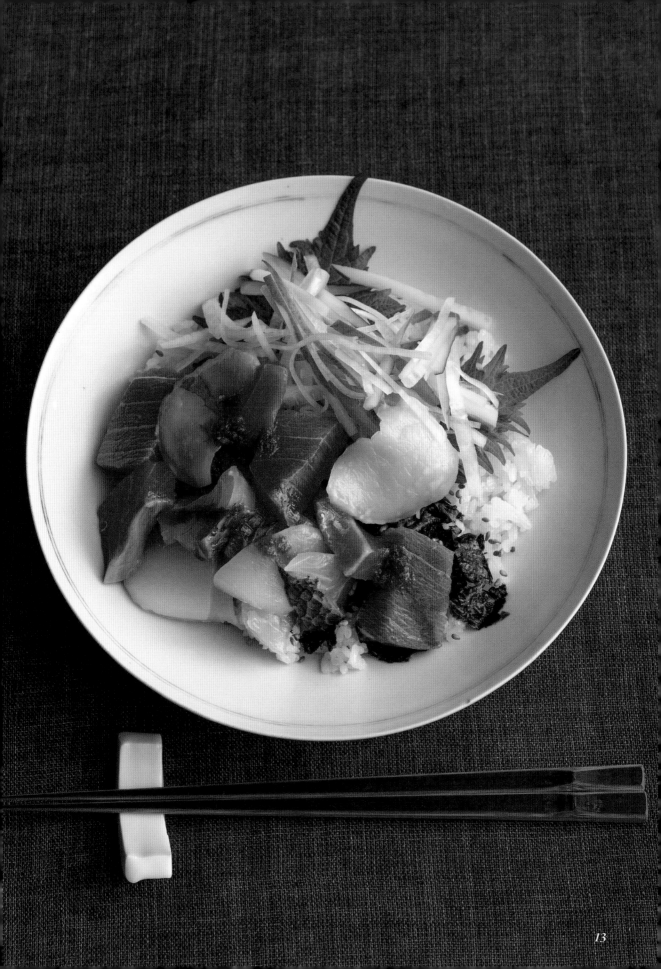

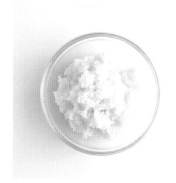
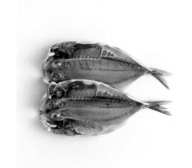
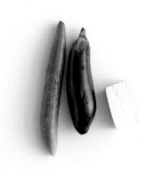

冷や汁

材料（2人分）

ご飯（温かいもの）……300g
あじの干もの……2枚
きゅうり……1本
なす……1個
木綿豆腐……1/3丁
白炒りごま……1/3カップ
みそ……50g

薬味
　青じそのみじん切り……3枚分
　しょうがのみじん切り……1かけ分
　長ねぎのみじん切り……4cm分

1　あじの干ものは焼き網またはグリル
　　で焼き、骨と皮を取ってほぐす。

2　きゅうりはごく薄い輪切りにする。
　　なすはヘタを取って4つ割りにし、
　　ごく薄いいちょう切りにする。豆腐
　　はひと口大に切る。

3　すり鉢にごまを入れてすり、1のあ
　　じ、みそを加えてさらにすり、冷水
　　2カップを加えて混ぜる。きゅうり、
　　なす、豆腐、薬味を加える。

4　器にご飯を盛り、3をかけて食べる。

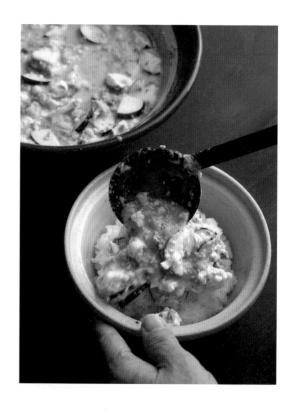

あじの干ものを焼いてみそやごまとすり合わせ、冷水でのばしていただく、
夏におすすめの一品。豆腐と薬味もミネラル・ビタミン類と捉え、
栄養のバランスをとります。麦ご飯や雑穀ご飯にも合います。

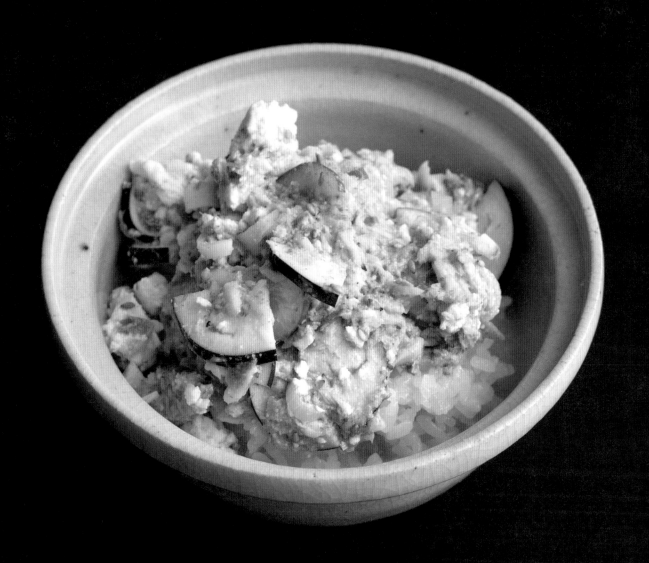

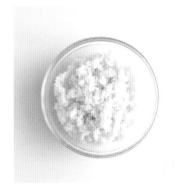 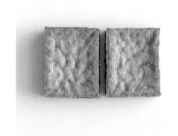 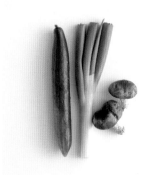

厚揚げのねぎみそ焼き＋おむすびセット

いつもの厚揚げにしいたけ入りのねぎみそをのせて、ボリュームアップ。
ねぎみそには長ねぎの青い部分を使い、白い部分はそのまま焼きねぎにすると
おかずが一品増えます。副菜はきゅうりの漬けものでさっぱりと。

材料（2人分）

ご飯（温かいもの）……400g
塩……少々
白炒りごま……適量
厚揚げのねぎみそ焼き
　　厚揚げ……小2枚
　　長ねぎ（青い部分も含む）……15cm
　　しいたけ……2個
　　みそ……大さじ2
　　砂糖……小さじ1
　　白炒りごま……小さじ1/2
きゅうりの即席漬け
　　きゅうり……1本
　　青じそ……適量

1　きゅうりの即席漬けを作る。きゅうりは
　　3mm厚さの輪切りにしてボウルに入れ、
　　塩小さじ1/2（分量外）をまぶしてしばら
　　くおく。

2　厚揚げのねぎみそ焼きを作る。長ねぎは
　　青い部分と白い部分に分け、青い部分は
　　みじん切りにし、白い部分は食べやすい
　　長さに切る。しいたけは石づきを取って
　　みじん切りにする。

3　ボウルに長ねぎの青い部分、しいたけ、
　　みそ、砂糖、ごまを入れて混ぜ、厚揚げ
　　の上にぬる。グリルにのせ、長ねぎの白
　　い部分ものせ、こんがりと焼く。

4　ご飯を4等分にし、手を水でぬらして塩
　　をつけてむすび、ごまをつける。

5　器に3の厚揚げとねぎ、おむすびを盛り、
　　青じそを敷いてきゅうりを盛る。

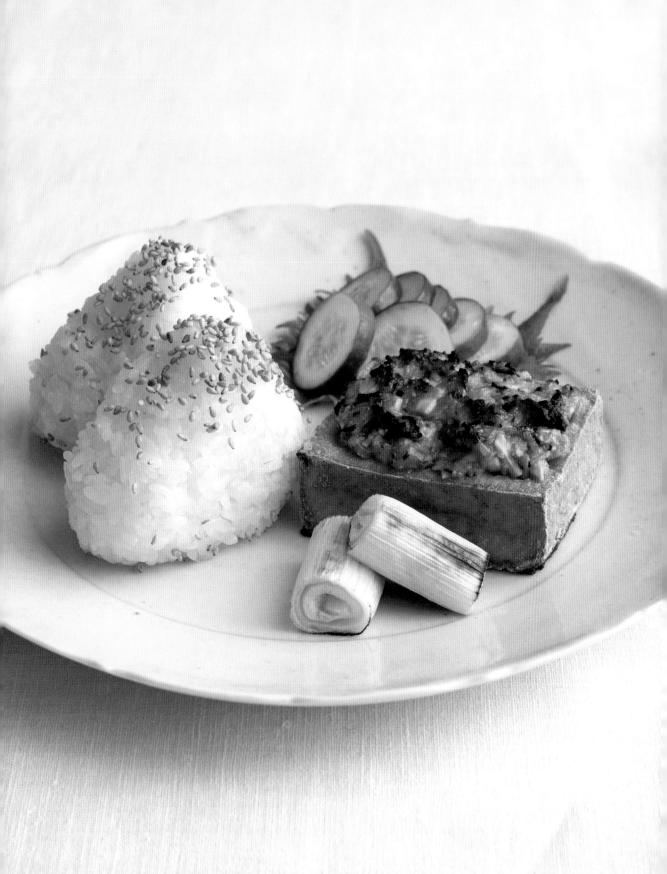

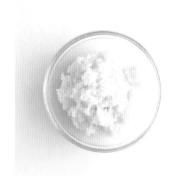  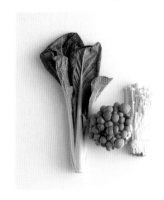

豆腐のきのこあんかけ丼

豆腐は1人½丁。そのままごま油で両面を香ばしく焼いてステーキに。
きのこと青菜で作ったしょうゆ味のあんをたっぷりかけていただきます。
ご飯といっしょに頬張るとおいしいので、どんぶり仕立てにします。

材料（2人分）

ご飯（温かいもの）……300g
木綿豆腐……1丁
えのきだけ……1袋（100g）
しめじ……1パック（100g）
小松菜……1株
ごま油……大さじ2
あん
　　しょうゆ……大さじ1
　　砂糖……小さじ1
　　水……大さじ2
　　塩……少々
　　水溶き片栗粉
　　　（片栗粉小さじ½＋水大さじ1）

1　豆腐はペーパータオルで水気を取り、半分に切る。えのきだけ、しめじは石づきを取り、えのきだけは食べやすい長さに切ってほぐし、しめじもほぐす。小松菜は1〜2cm長さに切る。

2　あんの材料は混ぜ合わせる。

3　フライパンにごま油を熱して豆腐を入れ、焼き色がついたらひっくり返し、両面をこんがりするまでしっかりと焼く。

4　豆腐をフライパンの端に寄せ、えのきだけ、しめじ、小松菜を入れてさっと炒め、2を加えて弱めの中火で3分ほど煮る。

5　器にご飯を盛って豆腐をのせ、きのこあんをかける。

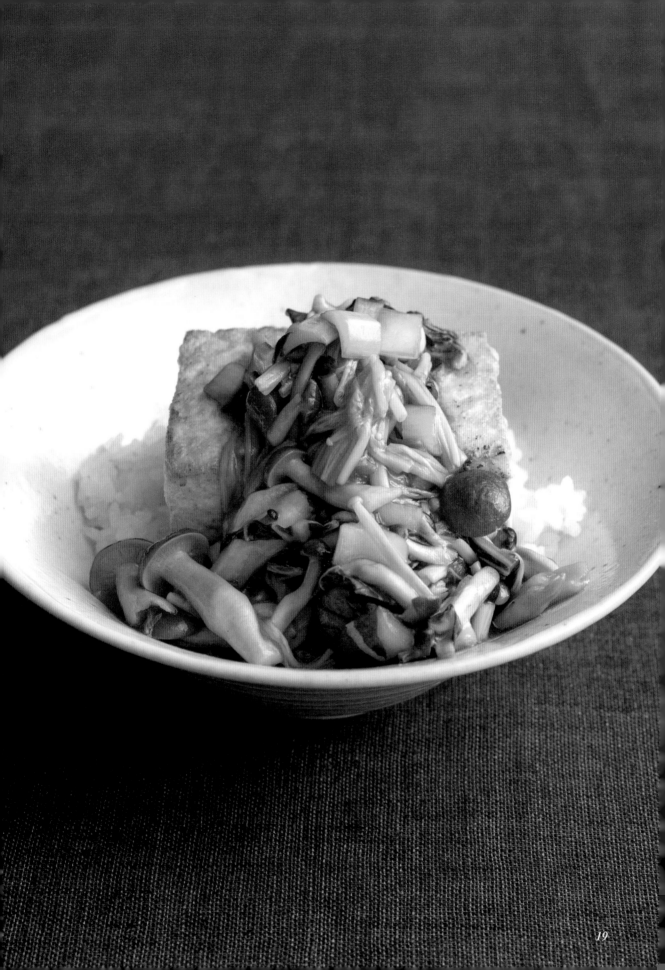

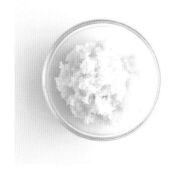
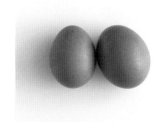
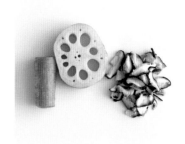

蒸しずし

材料（2人分）

ご飯（炊きたて）……300g
れんこんの甘酢漬け
　　れんこん……100g
　　酢……大さじ3
　　砂糖……大さじ1
　　塩……小さじ1
しいたけ煮
　　干ししいたけ（スライス）……30g
　　しいたけの戻し汁……½カップ
　　しょうゆ……大さじ½
　　砂糖……大さじ1
にんじん煮
　　にんじん……¼本
　　塩、しょうゆ……各小さじ¼
　　砂糖……小さじ1
錦糸卵
　　卵……2個
　　砂糖……大さじ½
　　塩……少々
　　米油…大さじ1

1 れんこんの甘酢漬けを作る。れんこんは薄いいちょう切りにして流水で洗い、酢水（分量外）で1〜2分ゆで、水気をきる。酢、砂糖、塩を混ぜ合わせて甘酢を作り、れんこんを入れて味をなじませる。

2 しいたけ煮を作る。しいたけは水適量で戻し、水気を軽くきる。鍋にしいたけの戻し汁、しょうゆ、砂糖を入れて火にかけ、しいたけを加え、弱めの中火で煮汁が少なくなるまで煮含める。

3 にんじん煮を作る。にんじんをせん切りにして鍋に入れ、水½カップ、塩、しょうゆ、砂糖を加え、弱めの中火でやわらかくなるまで煮る。

4 錦糸卵を作る。卵は割りほぐし、砂糖、塩を加えて混ぜる。フライパンに米油を熱して軽く油を拭き取り、卵液の半量を流し入れ、薄く広げて焼く。残りも同様にして焼き、細切りにする。

5 ご飯をボウルに入れ、れんこんの甘酢漬けの漬け汁大さじ3を加え、切るようにして混ぜる。

6 器にすしめしを盛り、**1**〜**4**の具をのせる。せいろに入れてふたをし、蒸気の上がった状態で10分ほど蒸す。またはラップをかけて電子レンジで3〜4分加熱する。

れんこんは甘酢漬け、しいたけとにんじんはほんのり甘煮、卵は錦糸卵。
甘酢漬けの漬け汁を混ぜたご飯にのせて、湯気が立つまで蒸し上げます。
ちょっぴり手間はかかりますが、その甲斐あっておいしさもひとしおです。

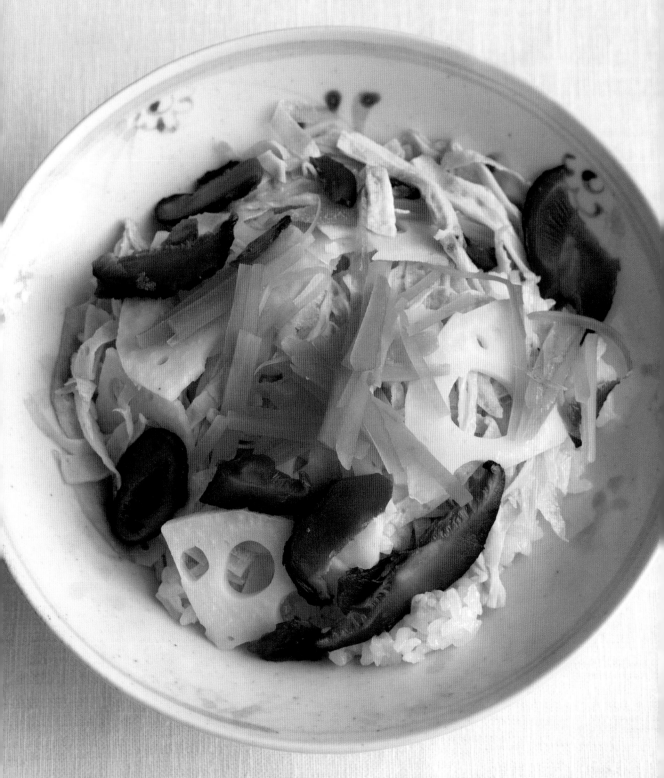

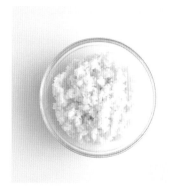 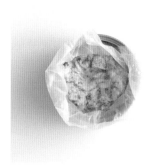 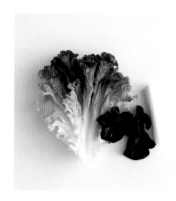

かにあんかけチャーハン

チャーハンにはサニーレタス、きくらげ、長ねぎ。上にかけるあんには
かに缶を贅沢に1缶！　チャーハンにあんをたっぷりかけていただくと、
見た目にも味にもボリュームが出て、これひと皿で体も心も大満足です。

材料（2人分）

ご飯（温かいもの）……400g
長ねぎ……10cm
サニーレタス……2枚
きくらげ（水で戻したもの）……3g分
米油……大さじ2
塩……小さじ½
砂糖……少々
粗びき黒こしょう……少々
しょうゆ……少々
かにあん
　　かに缶……1缶
　　水……½カップ
　　塩……小さじ¼
　　砂糖……少々
　　こしょう……少々
　　水溶き片栗粉
　　（片栗粉小さじ1＋水大さじ1）

1　長ねぎ、サニーレタス、きくらげは粗みじん切りにする。ご飯に米油大さじ1をまぶす。

2　フライパンに米油大さじ1を熱し、ご飯を入れてざっと炒め、長ねぎ、サニーレタス、きくらげ、塩、砂糖、こしょう、しょうゆを加えて炒め合わせる。器に盛っておく。

3　かにあんを作る。かにをほぐし、2のフライパンに入れ、ほかの材料をすべて入れて火にかける。混ぜながら2〜3分煮てとろみをつける。

4　熱いうちに2のチャーハンにかける。

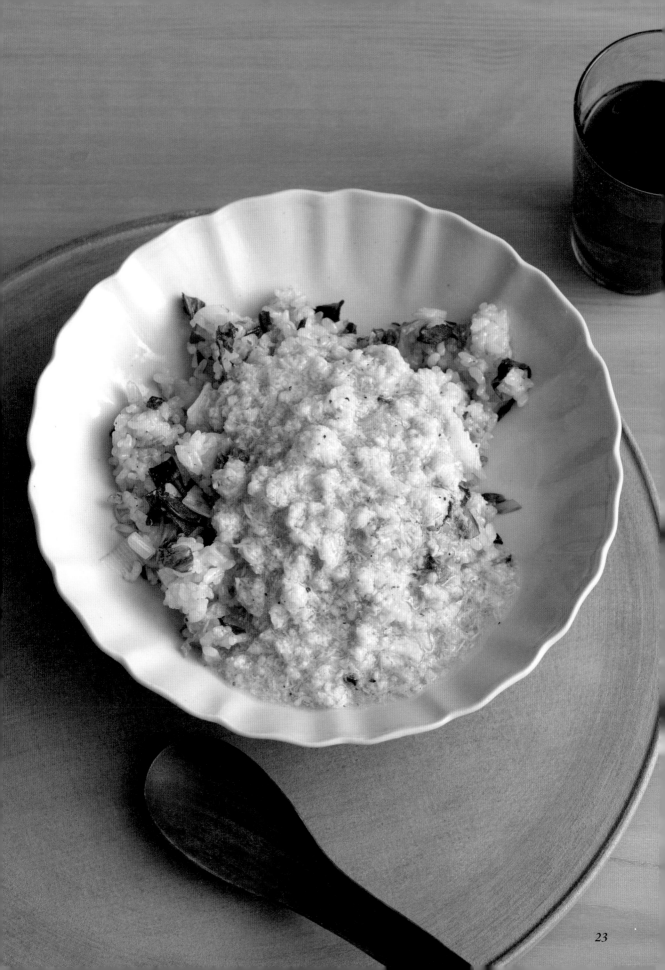

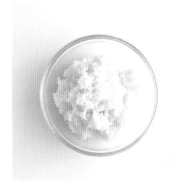 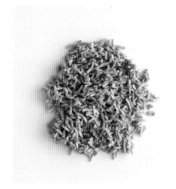 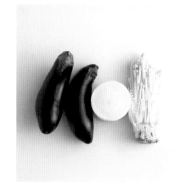

マーボーなす丼
＋大根のしょうゆ漬けセット

材料（2人分）

ご飯（温かいもの）……300g
豚ひき肉……150g
なす……2個
えのきだけ……小1袋（100g）
にんにく……1かけ
しょうが……1かけ
長ねぎ（青い部分）……10cm
米油……大さじ3〜4
豆板醤（トウバンジャン）……小さじ1
合わせ調味料
　　しょうゆ、砂糖……各大さじ2
　　酢……小さじ1
　　塩……少々
　　水溶き片栗粉
　　　（片栗粉小さじ1＋水小さじ2）
ごま油……大さじ½
大根のしょうゆ漬け
　　大根……5cm
　　しょうゆ……大さじ2
　　砂糖……大さじ2
　　赤唐辛子の輪切り……1本分
　　花椒（ホワジャオ）……小さじ1

1　大根のしょうゆ漬けを作る。大根は拍子木切りにして塩ひとつまみ（分量外）をまぶして5分ほどおき、水気をきる。ポリ袋またはボウルに入れ、しょうゆ、砂糖、赤唐辛子、花椒を加えて味をなじませる。

2　なすはヘタを取って縦細切りにし、えのきだけは石づきを取ってほぐす。にんにく、しょうがはみじん切りにし、長ねぎの青い部分は斜め切りにする。合わせ調味料の材料は混ぜ合わせる。

3　フライパンに米油を熱し、なすを中火で炒め、しんなりしたら、いったん取り出す。

4　3のフライパンにひき肉を入れて中火で炒め、豆板醤、にんにく、しょうがを加えてさらに炒める。合わせ調味料、水¼カップを加え、とろみがついたらなすを戻し入れ、えのきだけ、長ねぎの青い部分を加えて混ぜ、ごま油を回し入れる。

5　器にご飯を盛り、4のマーボーなすをのせ、1の大根のしょうゆ漬けを添える。

マーボーなすにはきのこを加えてカサを増やし、
長ねぎ、にんにく、しょうがといった香味野菜を使ってパンチのある味に
仕上げるのがポイント。中華風漬けものを添えると味のバランスがとれます。

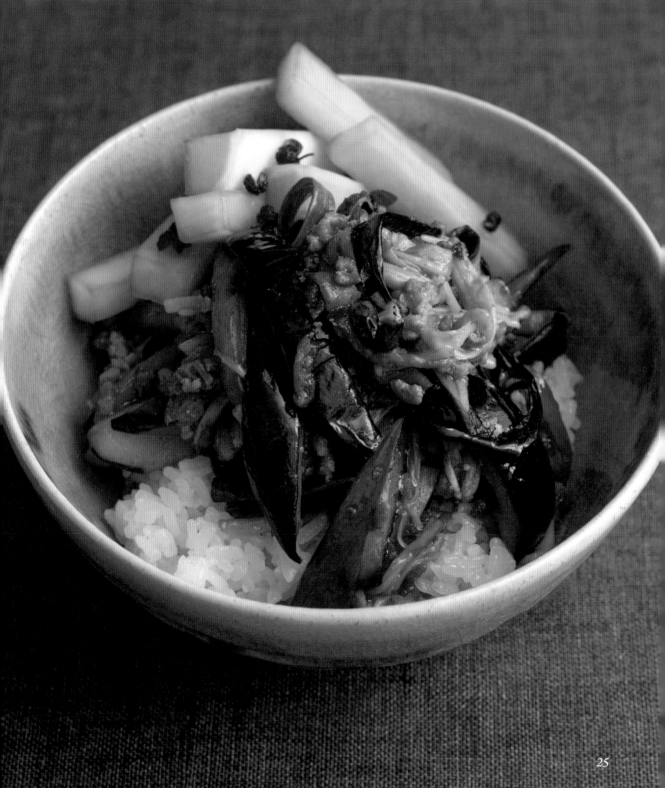

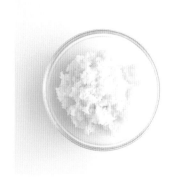
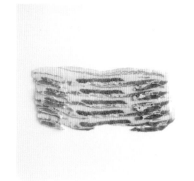
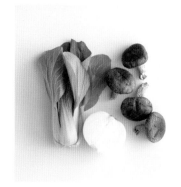

ルーロー飯

材料（2人分）

ご飯（温かいもの）……300g
豚バラ薄切り肉……5枚
玉ねぎ……½個
しいたけ……4個
米油……少々
にんにくのすりおろし……小さじ½
しょうがのすりおろし……小さじ½
しょうゆ……大さじ1
オイスターソース……大さじ1
酢……小さじ1
五香粉（ウーシャンフェン）……小さじ¼
塩……小さじ¼
粗びき黒こしょう……少々
青梗菜のあえもの（チンゲンサイ）
　　青梗菜……1株
　　塩……小さじ¼
　　一味唐辛子……少々
　　ごま油……小さじ1

1　青梗菜のあえものを作る。青梗菜は2〜3等分に切り、ポリ袋またはボウルに入れ、塩、一味唐辛子、ごま油を加えてあえる。

2　豚肉は粗みじん切りにする。玉ねぎは薄切りにし、しいたけは石づきを取る。

3　フライパンに米油を熱して豚肉と玉ねぎを入れ、玉ねぎが茶色くなるまで中火で炒め、しいたけを加える。

4　にんにく、しょうが、しょうゆ、オイスターソース、酢、五香粉、塩、こしょう、水2カップを加え、フツフツしてきたら弱めの中火で15分ほど煮る（**a**）。

5　器にご飯を盛り、**4**をのせ、**1**の青梗菜のあえものを添える。

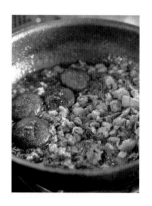
a

台湾の庶民的料理で、まろやかな甘辛味がおいしい、豚肉の煮込みのせご飯。
煮込みといっても豚肉を刻んで炒めてから煮るので、あっという間に完成。
ここでは青菜のあえものを添えて本場さながらに仕上げます。

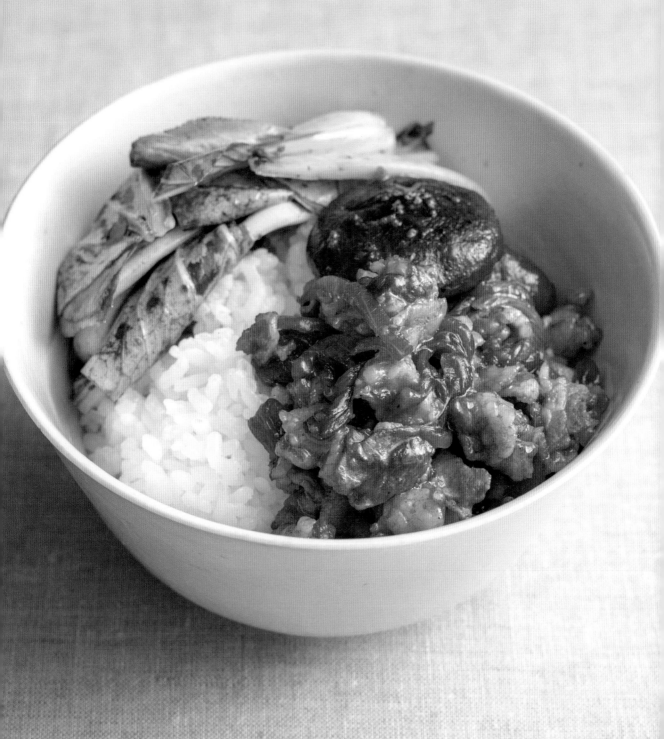

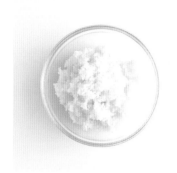 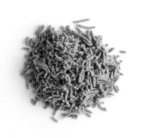 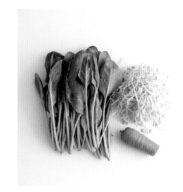

ビビンバ

材料（2人分）

ご飯（温かいもの）……300g
合いびき肉……120g
豆もやし……1袋
ほうれん草……1束
にんじん……½本
塩、粗びき黒こしょう……各適量
ごま油……適量
たれ
　　しょうゆ……大さじ1
　　コチュジャン……大さじ2
　　ごま油……小さじ1
のりの細切り、白炒りごま……各適量

1 豆もやしは洗って水気をきる。ほうれん草は5cm長さのざく切りにし、にんじんは5cm長さの細切りにする。

2 フライパンに湯を沸かし、豆もやしを入れてふたをし、弱めの中火で2分ほどゆでる。湯を捨てて水気をきり、塩、こしょう、ごま油各少々をまぶして取り出す。

3 **2**のフライパンに新たに湯を沸かし、ほうれん草を入れ、30秒ほどゆでる。湯を捨てて水気をきり、塩、こしょう、ごま油各少々をまぶして取り出す。

4 **3**のフライパンの水気を拭いてごま油少々を熱し、にんじん、塩、こしょう各少々を入れて中火で炒め、取り出す。

5 **4**のフライパンにごま油少々を熱してひき肉を中火で炒め、たれの材料を混ぜ合わせて加え、味がなじむまでさらに炒める。

6 器にご飯を盛り、**2**、**3**、**4**、**5**をのせ、のりとごまを散らす。

ご飯にナムルとひき肉炒めをのせた韓国の定番ご飯。
ナムルは塩味、ひき肉炒めは甘辛しょうゆ味。まだ？と思うくらい
よく混ぜていただくのがおいしさの秘訣。無理なく野菜が食べられます。

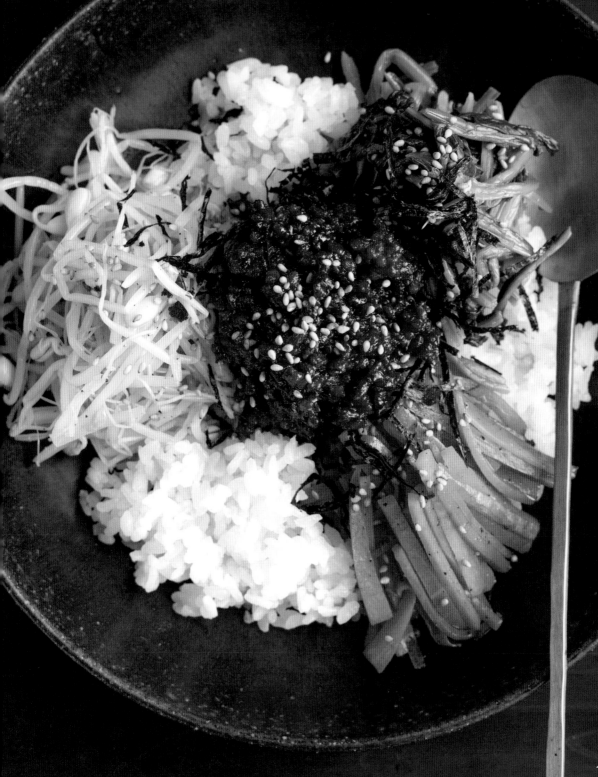

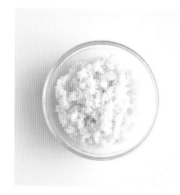
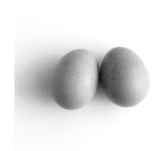
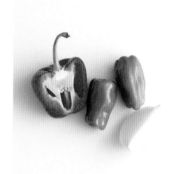

ナシゴレン

材料（2人分）

ご飯（温かいもの）……400g
卵……2個
ピーマン……2個
パプリカ（赤）……½個
玉ねぎ……¼個
米油……大さじ2
サンバルソース（作りやすい分量）
　　干しえび……大さじ1
　　玉ねぎのすりおろし……大さじ2
　　にんにくのすりおろし……1かけ分
　　しょうがのすりおろし……1かけ分
　　ナンプラー……大さじ1
　　トマトケチャップ……大さじ1
　　塩……小さじ½
　　カレー粉……小さじ½
　　粉唐辛子……小さじ¼

1 ピーマン、パプリカはへたと種を取って1cm四方に切る。玉ねぎも1cm四方に切る。

2 サンバルソースを作る。干しえびは洗い、粗みじん切りにする。すべての材料をボウルに入れ、混ぜ合わせる（**a**）。

3 フライパンに米油大さじ1を熱し、卵を1個ずつ割り入れ、好みのかたさの目玉焼きを作り、取り出す。

4 **3**のフライパンに米油大さじ1を足し、玉ねぎを入れて中火で炒め、玉ねぎに火が通ったら、ピーマン、パプリカ、ご飯を加えて炒め合わせる。サンバルソース大さじ4～5を加え、全体になじませながらよく混ぜる。

5 器に**4**を盛り、目玉焼きをのせる。

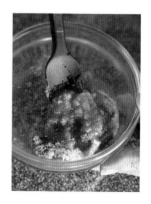

a

ナシは「飯」、ゴレンは「揚げ・炒め」の意味の、インドネシアの焼きめしです。
サンバルソースというトマトケチャップ入りの辛み調味料と
カラフルなピーマンの相性が抜群。目玉焼きをのせていただきます。

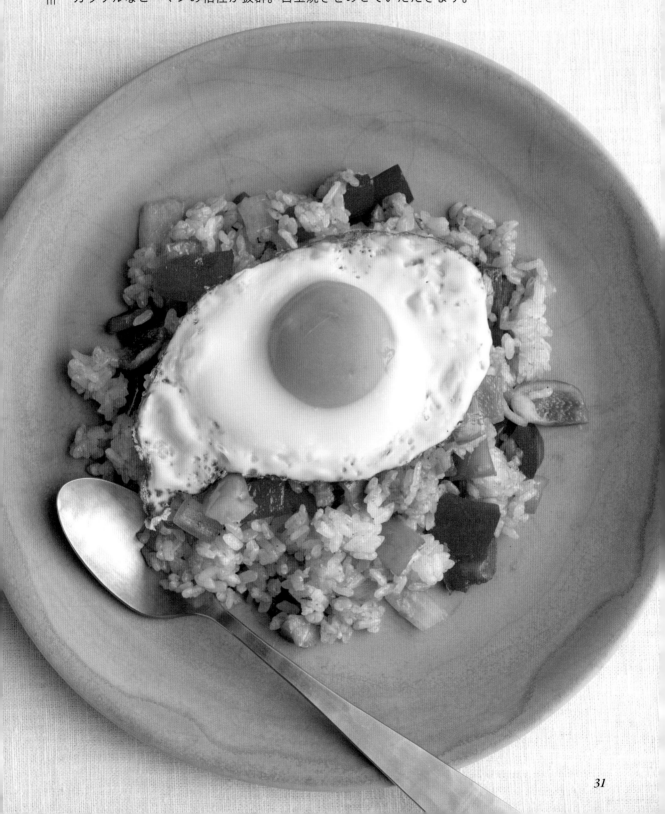

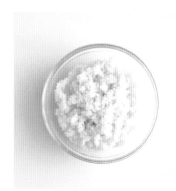 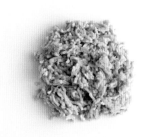 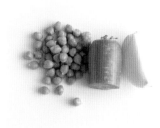

ドライカレー

最近は手に入りやすくなったひよこ豆と、鶏ひき肉を使った、
ヘルシーなドライカレーです。初めにクミンシード、ローリエ、赤唐辛子を
香りが出るまで熱するのが、おいしさの秘訣です。

材料（2人分）

ご飯（温かいもの）……400g
鶏ひき肉……200g
ひよこ豆（パウチなど）……50g
玉ねぎ……¼個
にんじん……¼本
米油……大さじ2
クミンシード……小さじ½
ローリエ……1枚
赤唐辛子……½本
にんにくのすりおろし……小さじ1
しょうがのすりおろし……小さじ1
カレー粉……大さじ1½
塩……小さじ½
トマトケチャップ……大さじ1

1　玉ねぎは粗みじん切りにし、にんじんは
　　5mm角に切る。

2　フライパンに米油、クミンシード、ロー
　　リエ、種を抜いた赤唐辛子を入れて弱火
　　で熱し、香りが出たら、玉ねぎ、にんにく、
　　しょうがを加えて炒め、にんじん、ひよ
　　こ豆、ひき肉を加え、ひき肉がポロポロ
　　になるまで中火でよく炒める。

3　半量のカレー粉、塩、トマトケチャップ、
　　水½カップを加え、弱めの中火で10分
　　ほど煮る。

4　仕上げに残りのカレー粉を加え、ひと炒
　　めしてなじませる。

5　器にご飯を盛り、4のカレーをかける。

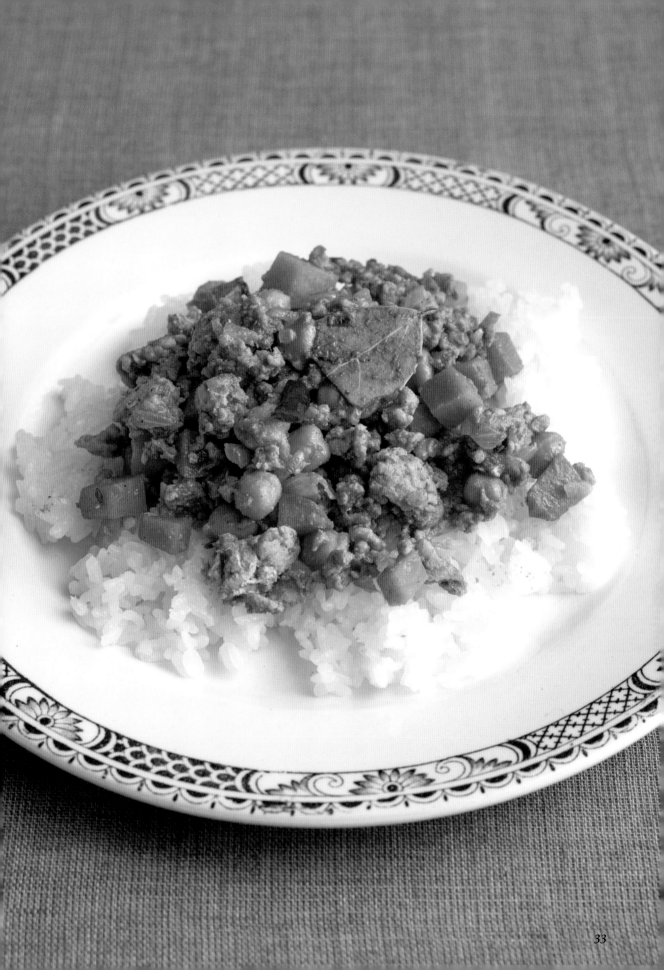

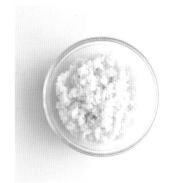 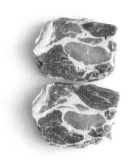 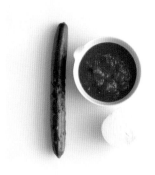

ポークビンダルーカレー
＋きゅうりのライタセット

材料（2人分）

ご飯（温かいもの）……400g
豚肩ロース肉（とんかつ用）……2枚
漬け汁
　　カットトマト缶……½カップ
　　プレーンヨーグルト……大さじ2
　　にんにくのすりおろし……1かけ分
　　しょうがのすりおろし……1かけ分
　　カレー粉……大さじ1½
　　ガラムマサラ……小さじ1
　　酢……大さじ2
玉ねぎ……½個
米油……大さじ2
ローリエ……1枚
黒粒こしょう……小さじ1
クミンシード……小さじ½
塩……小さじ½〜1
砂糖……小さじ½
きゅうりのライタ
　　きゅうり……1本
　　塩……小さじ¼
　　プレーンヨーグルト……½カップ

1 バットに漬け汁の材料を入れて混ぜ合わせ、豚肉を2cm角に切って加え、15分ほど漬け込む。

2 玉ねぎは薄切りにする。

3 フライパンに米油を入れ、ローリエ、黒粒こしょう、クミンシードを加えて弱火で熱し、香りが出たら、玉ねぎを加えて茶色くなるまで炒める。

4 **1**を漬け汁ごと加え、水1½カップを注ぎ入れ、弱めの中火で20分ほど煮る。塩と砂糖で味を調える。

5 きゅうりのライタを作る。きゅうりは5mm角に切ってボウルに入れ、塩、ヨーグルトを加えて混ぜる。

6 **4**のカレーを1人分ずつボウルなどに盛り、ご飯とともに器の上にのせ、ライタを別器に入れて添える。ご飯にカレーをかけ、好みでライタもかけて食べる。

ビンダルーはビネガー（酢）を入れるのが特徴で、酸味と辛みがマッチした
インドカレー。豚肉をトマトベースの漬け汁でマリネしてから煮込むので、
奥深い味わい。つけ合わせは、ライタ（ヨーグルトサラダ）がぴったりです。

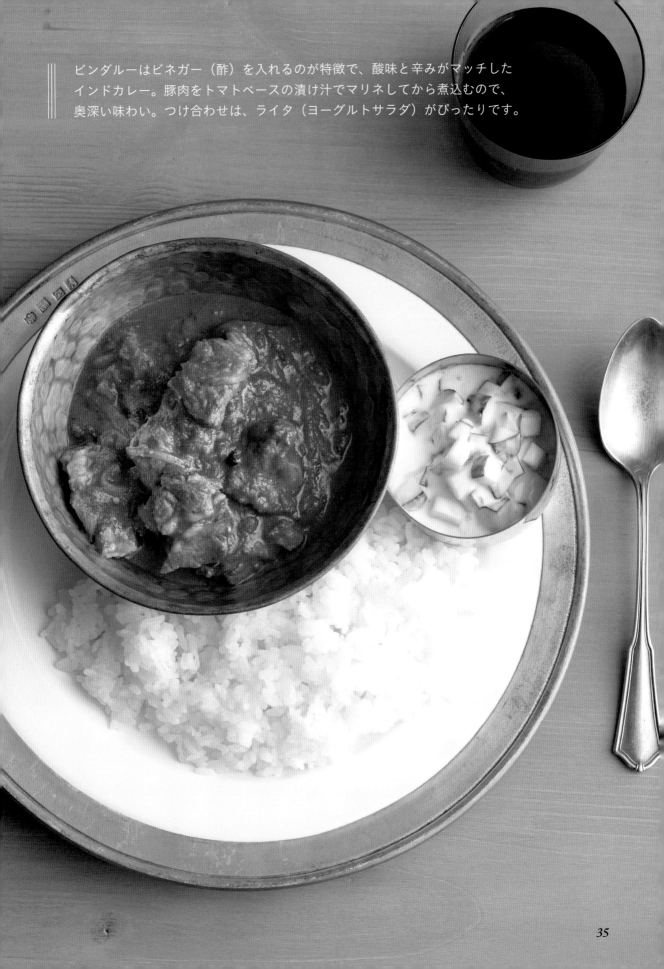

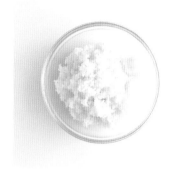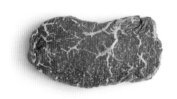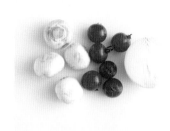

ビーフストロガノフ

1 牛肉は細切りにして塩、こしょう各少々で下味をつけ、薄力粉をふる。玉ねぎは薄切りにし、マッシュルームは石づきを取って薄切りにする。

2 生クリームとヨーグルトを混ぜ合わせ、自家製サワークリームを作る。

3 フライパンに米油を熱して牛肉をさっと炒め、いったん取り出す。

4 **3**のフライパンにバター、玉ねぎを入れ、玉ねぎが茶色くなるまで中火で炒める。マッシュルームを加え、牛肉を戻し入れてひと混ぜし、サワークリームを入れ（**a**）、5分ほど煮る。塩、こしょうで味を調える。

5 ご飯にパセリ、塩少々を混ぜ、**4**とともに器に盛り合わせる。ヘタを取ったミニトマトを添える。

材料（2人分）

ご飯（温かいもの）……300g
牛ランプ肉（ステーキ用）……1枚
薄力粉……大さじ½
玉ねぎ……½個
マッシュルーム……4個
サワークリーム
　　生クリーム……½カップ
　　プレーンヨーグルト……½カップ
米油……大さじ1
バター……大さじ1
塩、粗びき黒こしょう……各適量
パセリのみじん切り……大さじ2
ミニトマト……6個

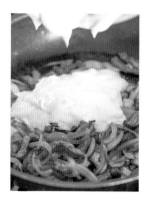
a

牛肉のうまみ、玉ねぎの甘み、サワークリームの酸味がいっしょになって
三位一体のおいしさ。そんなビーフストロガノフにはパセリライスがよく合います。
真っ赤なミニトマトを添えると、彩りだけでなく、栄養的にも完璧です。

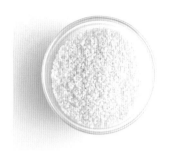 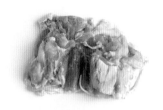 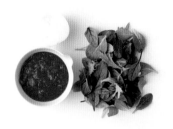

ヨーグルトチキンピラフ

洋食の定番ご飯をちょっぴりアレンジ。炊き込むときにヨーグルトを加え、
仕上げにもヨーグルトをかけて、コクとまろやかさをプラスします。
ベビーリーフをたっぷり添えて、色合い、栄養ともにバランスをとります。

材料（作りやすい分量）

米……2合
鶏もも肉……1枚
玉ねぎ……½個
オリーブオイル……大さじ½
バター……大さじ½
カットトマト缶……½缶
プレーンヨーグルト……½カップ
塩……適量
粗びき黒こしょう……少々
ベビーリーフ……1袋
仕上げ用プレーンヨーグルト
　　……大さじ2

1　米は洗って水気をきる。鶏肉は小さめの
ひと口大に切り、玉ねぎは1cm四方に切
る。

2　鍋にオリーブオイルとバターを熱して鶏
肉と玉ねぎを中火で炒め、カットトマト、
塩小さじ½、こしょうを加えて混ぜる。

3　1の米を加え、水180ml、ヨーグルト、
塩小さじ1を加えてざっと混ぜる。

4　ふたをして強火にかけ、煮立ったら弱火
にして12分ほど炊く。火を止めて5分蒸
らし、さっくりと混ぜる。

5　4を茶碗などに入れてひっくり返して器
に盛り、ベビーリーフを添える。仕上げ
用ヨーグルトに塩少々を混ぜ、チキンピ
ラフにかける。

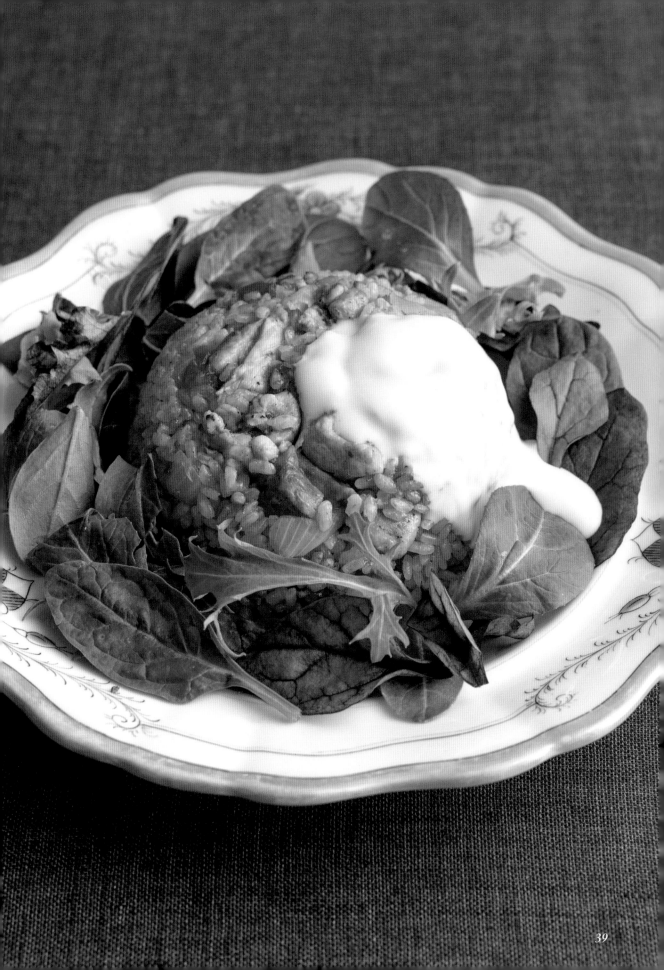

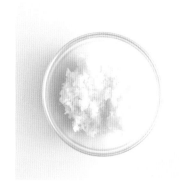 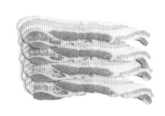 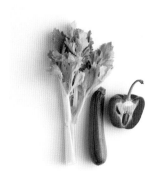

ミネストローネ風リゾット

ミネストローネはイタリア語で「具だくさん」という意味で、いろいろな野菜と
豆を入れるのが特徴ですが、ここでは豆の代わりにご飯を使い、
リゾットに仕上げます。どんな野菜を使ってもいいですが、セロリは必須です。

材料（2人分）

ご飯……100g
ベーコン……4枚
セロリ（葉つき）……½本
パプリカ（赤）……½個
ズッキーニ……1本
にんにく……1かけ
塩……小さじ½
粗びき黒こしょう……適量
パルメザン粉チーズ……小さじ½
オリーブオイル……大さじ3

1　ベーコンは粗みじん切りにする。セロリは茎と葉の部分に分け、茎の部分はさいの目切り、葉は粗みじん切りにする。パプリカは1cm四方に切り、ズッキーニはさいの目切りにする。にんにくはみじん切りにする。

2　鍋にオリーブオイル大さじ2、にんにく、ベーコン、セロリの茎、パプリカ、ズッキーニを入れ、野菜がしんなりするまで中火で炒める。

3　ご飯を加え、水3カップを注ぎ入れ、野菜がやわらかくなるまで15分ほど煮る。

4　セロリの葉、塩、こしょうを加えて味を調え、火を止める。

5　器に盛り、パルメザン粉チーズをふり、オリーブオイル大さじ1を回しかける。

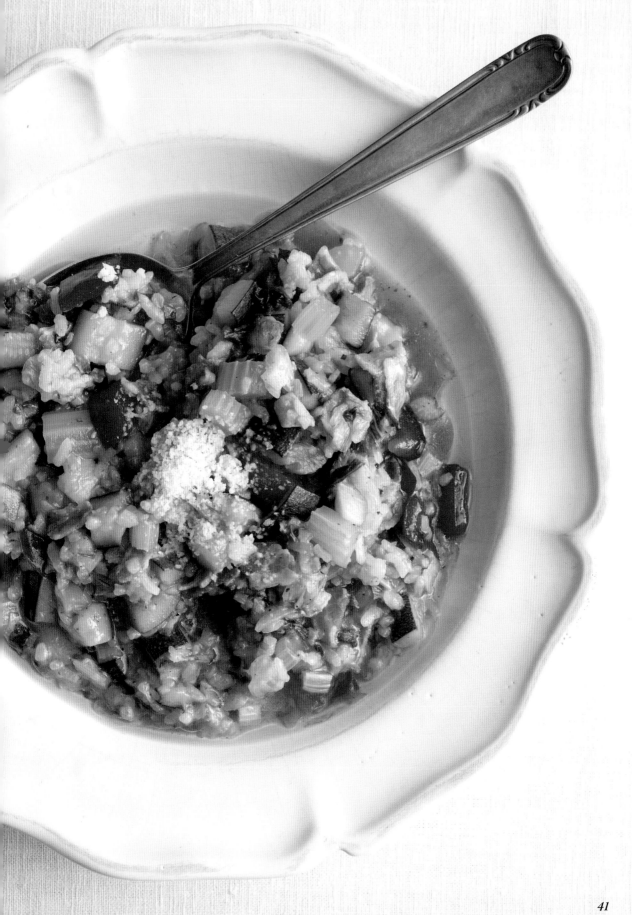

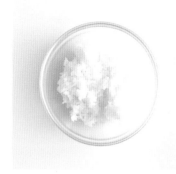
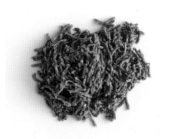
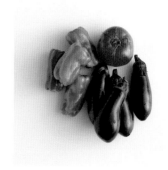

ピーマンとなすのドルマ

材料（2人分）

ひき肉だね
　　ご飯……100g
　　合いびき肉……150g
　　にんにくのみじん切り……1かけ分
　　パセリのみじん切り……大さじ3
　　塩……小さじ½
　　こしょう……少々
ピーマン……4個
なす……4個
トマト……1個
トマトケチャップ……大さじ1
塩……小さじ½
粗びき黒こしょう……少々
バター……大さじ1
オリーブオイル……大さじ1

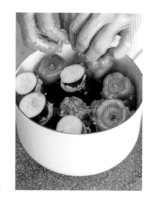
a

1　ボウルにひき肉だねの材料をすべて入れ、よく混ぜる。

2　ピーマン、なすはヘタの部分を切り落とし、切り落とした部分は取っておく。ピーマンは種を取り除く。なすは中身をくりぬき、くりぬいた分は刻んで1に加えて混ぜる。

3　ピーマンとなすにひき肉だねを詰める。ピーマンは2のヘタの部分をのせてふたをし、なすはヘタの部分からガクを取り除いて逆さにしてのせてふたをする。

4　鍋に3を縦に並べて詰め、ひき肉だねが残っていたら、すき間に入れる（a）。トマトを角切りにして空いたところに詰めるようにして入れる。

5　水1カップ、トマトケチャップ、塩、こしょうを加え、バターをちぎってのせ、オリーブオイルを回しかける。

6　ふたをして弱火で20〜25分煮る。

ドルマは「詰めもの」という意味で、ご飯入りのひき肉だねを
ピーマンとなすに詰めてコトコト煮込むと、この上ないおいしさ。
小さめの鍋で煮るとピーマンとなすが動かず、きれいに仕上がります。

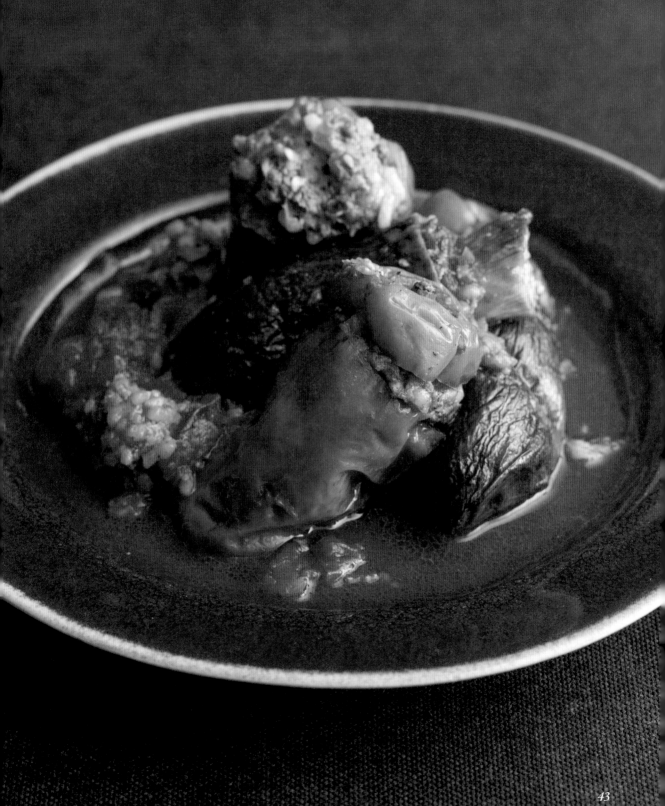

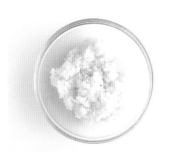
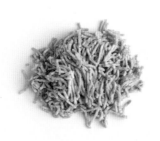
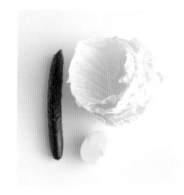

タイ風ひき肉サラダ

材料（2人分）

もち米（炊いたもの）……300g
豚ひき肉……150g
玉ねぎ……½個
きゅうり……1本
もち米（炊いていないもの）……大さじ2
米油……少々
塩……小さじ¼

粗びき黒こしょう……少々
ナンプラー……大さじ2
レモン汁……大さじ2
粉唐辛子……小さじ½
キャベツ……4枚
パクチー……3枝

1　玉ねぎは薄切りにし、きゅうりは縦半分に切って斜め薄切りにする。

2　炊いていないもち米はフライパンに入れて強火で茶色くなるまで乾炒りし、すり鉢に入れてすりつぶす。

3　フライパンに米油を熱し、ひき肉、塩、こしょうを入れ、ひき肉がポロポロになるまで中火でよく炒める。

4　ボウルに1、2、3を入れ、ナンプラー、レモン汁、粉唐辛子を加えて混ぜる。

5　キャベツを半分に切って器にのせ、炊いたもち米と4をのせ、パクチーを添える。キャベツに包んで食べる。

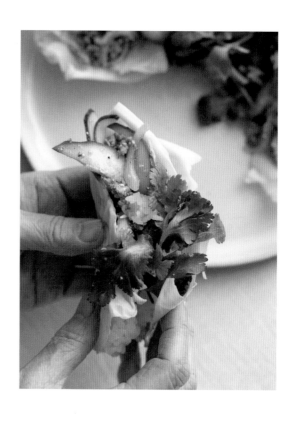

タイやラオスでは「ラープ」の名で親しまれている一品。ひき肉炒めには、
玉ねぎ、きゅうり、炒ったもち米を入れるのが特徴で、これぞ東南アジアの完全食。
炊いたもち米もいっしょにキャベツに包んでいただきます。

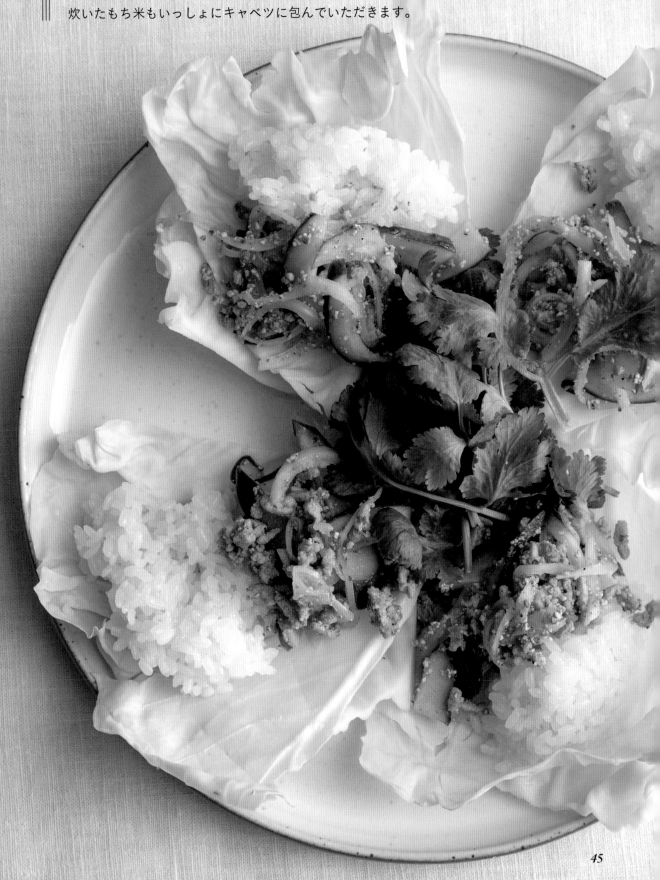

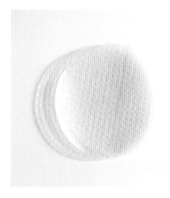
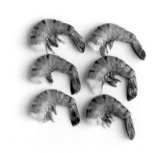
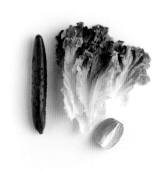

生春巻き

材料（2人分）

ライスペーパー（生春巻きの皮）
　……8枚
えび（無頭、殻つき）……6尾
サニーレタス……6枚
きゅうり……1本
紫玉ねぎ……¼個
パクチーまたは細ねぎ……適量
たれ A
　ナンプラー……大さじ2
　レモン汁……大さじ1
　砂糖……大さじ1
　粉唐辛子……小さじ¼
たれ B
　みそ……大さじ2
　湯……大さじ2
　酢……大さじ1
　砂糖……大さじ½
　にんにくのすりおろし……1かけ分

1　えびは背ワタを取り、ゆでて殻と尾をむき、厚みを半分に切る。サニーレタスは洗って水気を拭く。きゅうりは4～5cm長さの細切りにし、紫玉ねぎは薄切りにする。

2　たれの材料はそれぞれ混ぜ合わせる。

3　ライスペーパー2枚はキッチンばさみで細切りにし（**a**）、水に2分ほどつけてやわらかくし、水気を絞る。これは具にする。

4　ライスペーパー1枚を水にさっとくぐらせ、平皿に広げてのせる。えび1尾分を断面を上にして並べ、サニーレタス、きゅうり、紫玉ねぎ、パクチーまたは細ねぎ、**3**のライスペーパーを⅙量のせる。春巻きの要領できっちりと巻く。同様にしてあと5本作る。

5　器に盛り、たれ2種を添える。

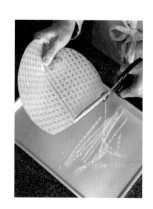
a

生春巻きに使うライスペーパーはその名のとおり米が原料なので、
えびや野菜を巻けば、それだけで栄養のバランスがとれてうれしい限り。
たれはナンプラーレモン味と甘みそ味を用意して、飽きない工夫をします。

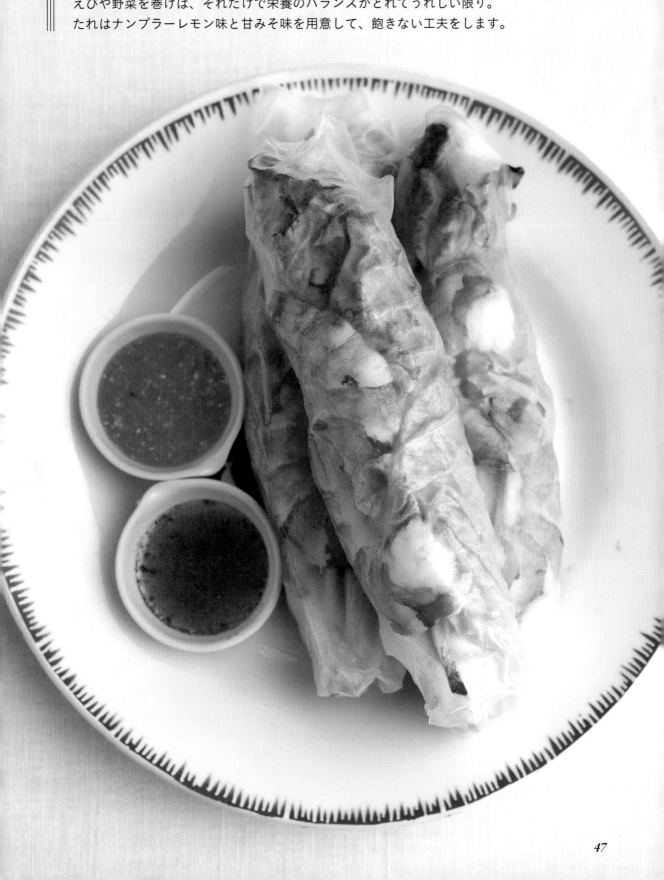

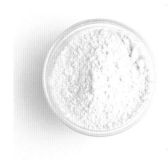 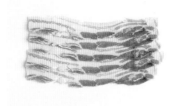 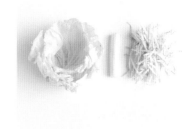

お好み焼き

> 小麦粉＝炭水化物、豚肉＝タンパク質、キャベツ、長ねぎ、もやし＝ビタミン類。
> おなじみのお好み焼きは、実は栄養バランスのよい完全食。
> ポイントは、シャキシャキ感のあるキャベツともやしをたっぷり入れること。

材料（直径20cmのもの2枚分）

薄力粉……200g
豚バラ薄切り肉……5枚
キャベツ……2枚
長ねぎ……¼本
もやし……½袋
米油……適量
削り節粉（p.8参照）……適量
青のり……適量
中濃ソース、マヨネーズ……各適量

1　キャベツはせん切りにし、長ねぎは小口切りにする。もやしはひげ根があれば取り除く。

2　ボウルに薄力粉、水2カップを入れてよく混ぜ合わせ、2等分にする。

3　お好み焼きを1枚ずつ焼く。フライパン（直径20cm）に米油を熱し、2の生地を大さじ4ほど残して入れ、薄くのばす。キャベツ、長ねぎ、もやしの各半量を広げてのせ、削り節粉少々をふる。

4　豚肉の半量を並べてのせ、残しておいた生地を回しかけ、焼く。底面が焼けたらひっくり返し、両面においしそうな焼き色がつくまで焼いて、中まで火を通す。同様にしてもう1枚焼く。

5　器に盛り、青のり、削り節粉、中濃ソース、マヨネーズをかける。

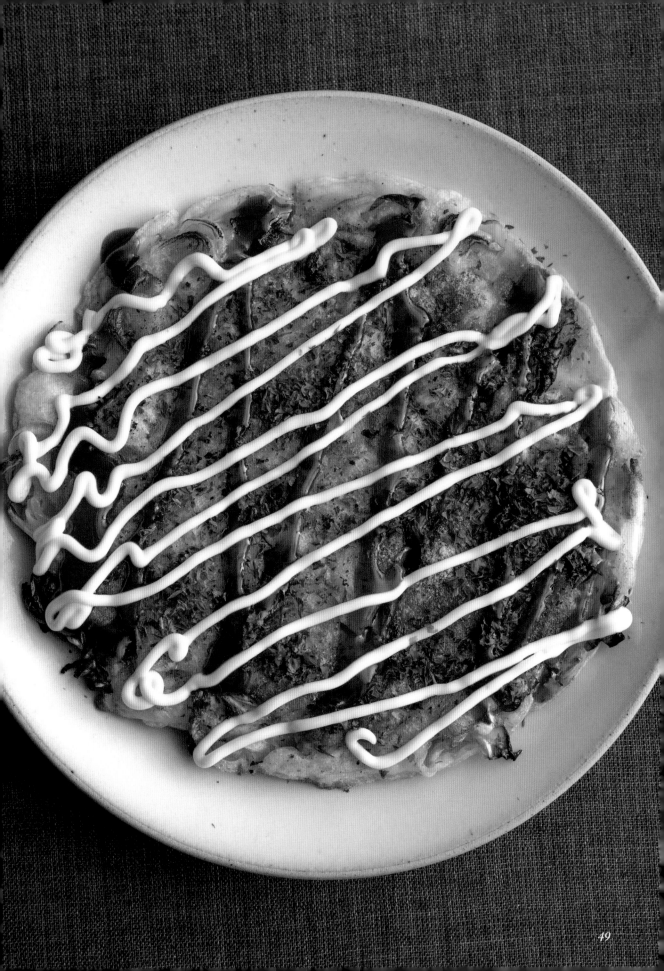

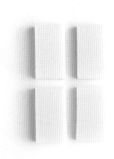 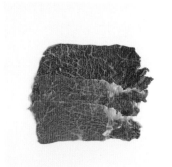 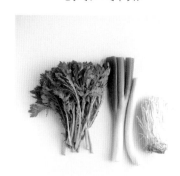

餅入りすき焼き

最近よく使うのが浅型の内鍋がついているホットプレート。
卓上で１〜２人分のすき焼きが手軽に作れるのが魅力です。
餅、牛肉、野菜ときのこを１：１：１の割合にすると完全食になります。

材料（２人分）

切り餅……４切れ
牛薄切り肉（すき焼き用)……６枚
春菊……１束
長ねぎ（青い部分も含む)……１本
えのきだけ……１袋（100g）
牛脂……適量
割り下
　　　砂糖……大さじ２
　　　しょうゆ……½カップ
　　　水……１カップ
七味唐辛子……適量

1　春菊は食べやすい長さに切り、長ねぎは４cm長さのぶつ切りにする。えのきだけは石づきを取ってほぐす。

2　割り下の材料は混ぜ合わせる。

3　ホットプレートまたはすき焼き鍋に牛脂を入れて溶かし、長ねぎ、割り下の半量を加える。煮立ってきたら、牛肉、春菊、えのきだけ、切り餅を入れて煮る。割り下が少なくなったら足す。

4　火の通ったものから順に取り出し、七味唐辛子を添える。好みで溶き卵（材量外）をつけてもよい。

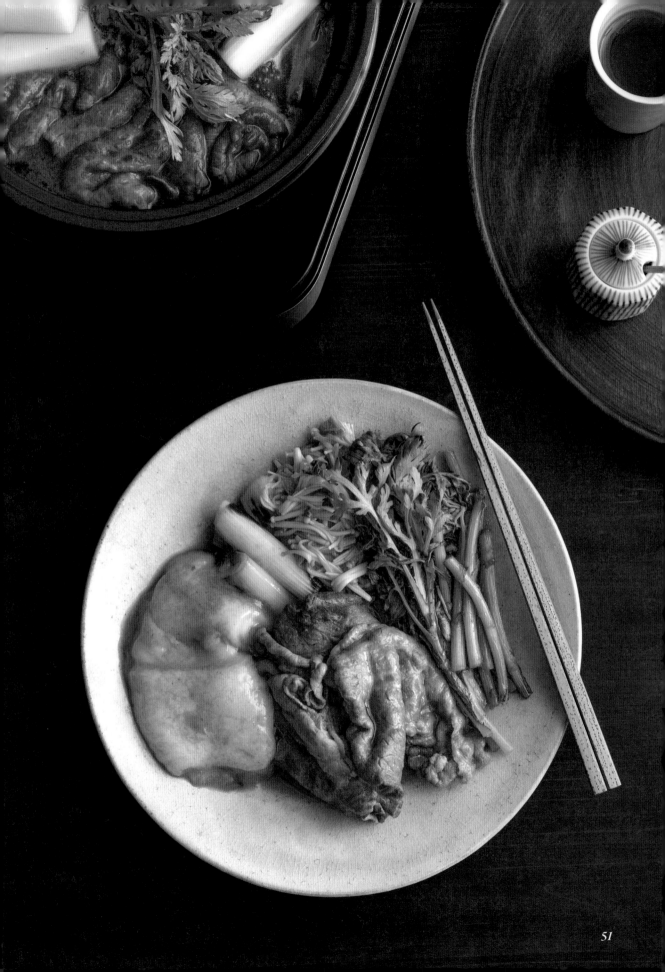

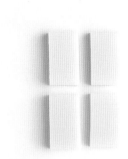
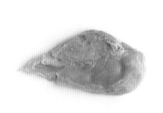
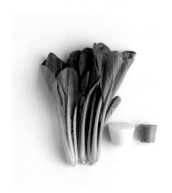

関東風お雑煮

お雑煮は、消化のよい餅、ビタミン豊富な青菜や根菜、
淡泊な鶏胸肉を組み合わせた、体が温まる、いいことずくめの料理。
お正月だけのものと決めつけず、普段の食卓にも登場させましょう。

材料（2人分）

切り餅……4切れ
鶏胸肉……小1枚
にんじん……¼本
大根……4〜5cm
小松菜……½束
削り節粉（p.8参照）……小さじ1
しょうゆ……小さじ1
塩……小さじ1
砂糖……小さじ½
ゆずの皮のせん切り……少々

1 鶏肉はひと口大のそぎ切りにする。にんじん、大根は拍子木切りにし、小松菜は4cm長さに切る。

2 鍋に削り節粉、水3カップ、しょうゆ、塩、砂糖を入れて火にかけ、煮立ったら、鶏肉、にんじん、大根を入れて弱火で10分ほど煮る。小松菜を加えてひと煮立ちさせ、火を止める。

3 切り餅は焼き網やグリルなどで焼く。

4 器に切り餅を入れ、具を彩りよくのせ、煮汁を注ぎ入れる。ゆずの皮をのせる。

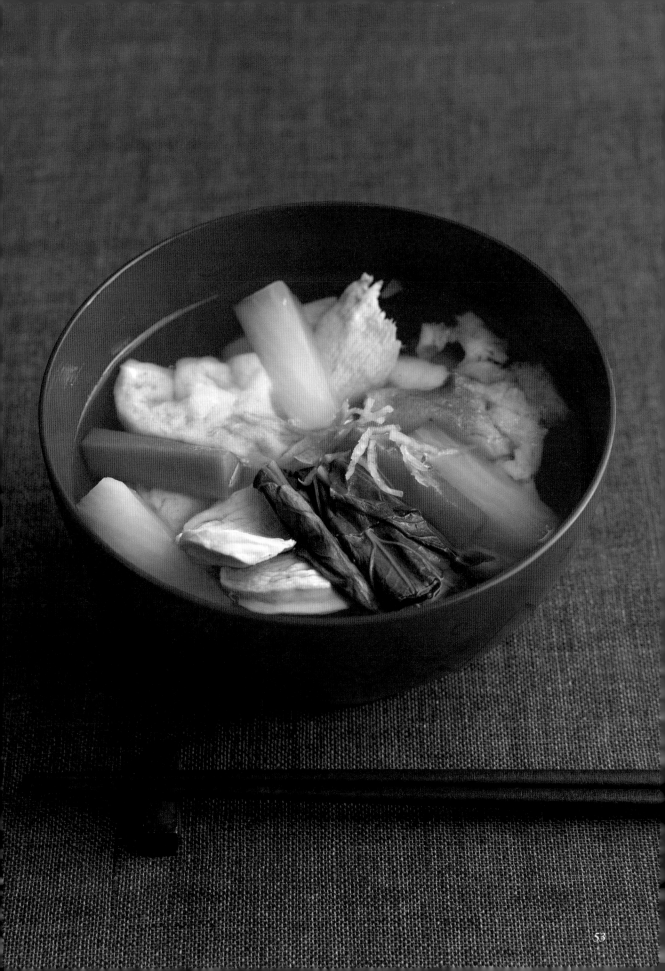

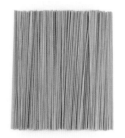
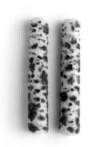
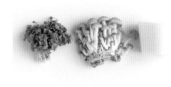

おろしそば＋ちくわの磯辺揚げセット

材料（2人分）

そば（乾麺）……200g
ちくわの磯辺揚げ
　　ちくわ……大2本
　　薄力粉……大さじ3
　　水……大さじ3
　　青のり……大さじ2
　　米油……大さじ4
しめじ……½パック（50g）
大根……5cm
ブロッコリースプラウト……1パック
簡単そばつゆ
　　しょうゆ……大さじ2
　　砂糖……大さじ1
　　削り節粉（p.8参照）……小さじ1
　　水……½カップ

1　簡単そばつゆを作る。鍋にそばつゆの材料を入れ（a）、火にかける。ひと煮立ちしたら火を止める。

2　しめじは石づきを取って小房に分け、焼き網またはグリルで焼く。大根はすりおろす。スプラウトは根の部分を切る。

3　磯辺揚げを作る。ちくわは半分の長さに切ってから縦半分に切る。ボウルに薄力粉、水、青のりを入れて混ぜ、衣を作る。

4　小さめのフライパンに米油を熱し、ちくわに衣をからめて入れ、ときどき返しながら、カリッとするまで揚げ焼きにする。

5　そばはたっぷりの湯で表示どおりにゆで、流水で洗って水気をしっかりときる。

6　器にそばを盛り、しめじ、ちくわの磯辺揚げ、大根おろし、スプラウトをのせ、**1**のそばつゆをかける。

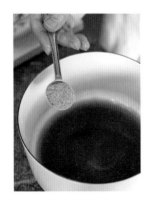

a

炭水化物はそば、野菜は大根おろしとスプラウト、焼きしめじ、
タンパク質はちくわの磯辺揚げ。肉や魚がなくても、
魚介が原料の練り製品を使えば、手軽に栄養のバランスがとれます。

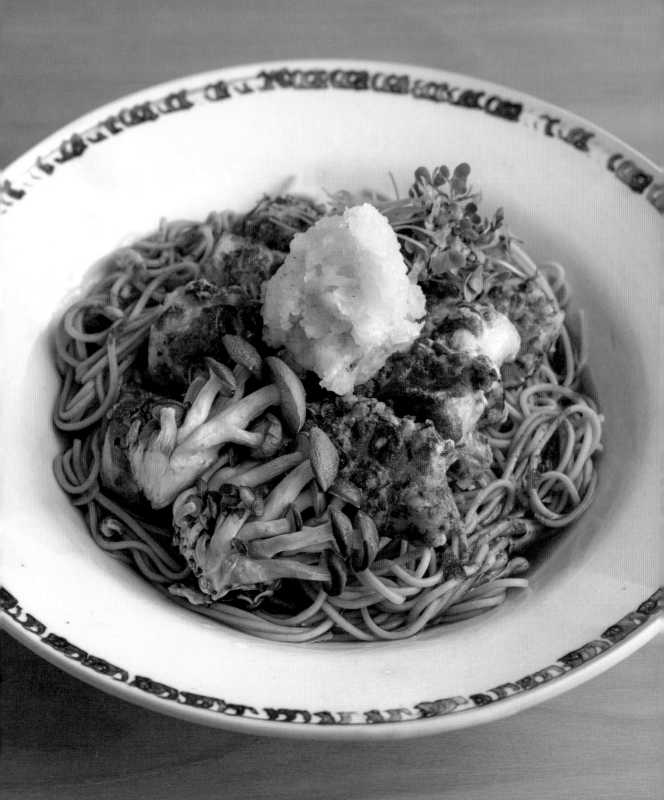

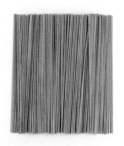 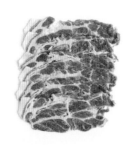 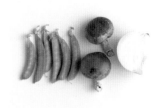

カレーそば

和の麺類で完全食を目指すなら、具だくさんにするのがおすすめ。
ここでは豚肉、玉ねぎ、しいたけを使ってカレーつゆを仕込み、
温かいカレーそばを作ります。そばのほか、きしめんやうどんでも。

材料（2人分）

そば（乾麺）……200g
豚肩ロース薄切り肉……6枚
玉ねぎ……½個
しいたけ……2個
絹さや……6枚
削り節粉（p.8参照）……小さじ1
砂糖……大さじ1
しょうゆ……大さじ3
カレー粉……大さじ1
水溶き片栗粉
　（片栗粉大さじ1＋水大さじ2）
七味唐辛子……適量

1　豚肉はひと口大に切る。玉ねぎは薄切り
　　にする。しいたけは石づきを取って薄切
　　りにし、絹さやは筋を取る。

2　カレーつゆを作る。鍋に水3カップ、削
　　り節粉、砂糖、しょうゆを入れて火にかけ、
　　煮立ったら、豚肉、玉ねぎ、しいたけを
　　加えて弱火で7〜8分煮る。カレー粉と
　　水溶き片栗粉を混ぜて回し入れ、とろみ
　　をつける。

3　そばはたっぷりの湯で表示どおりにゆで、
　　途中で絹さやを加えていっしょにゆで、
　　ザルに上げる。そばは流水で洗って水気
　　をしっかりときる。

4　3のそばを2の鍋に加え、そばが温まる
　　までひと煮し、器に盛る。絹さやを添え、
　　七味唐辛子をふる。

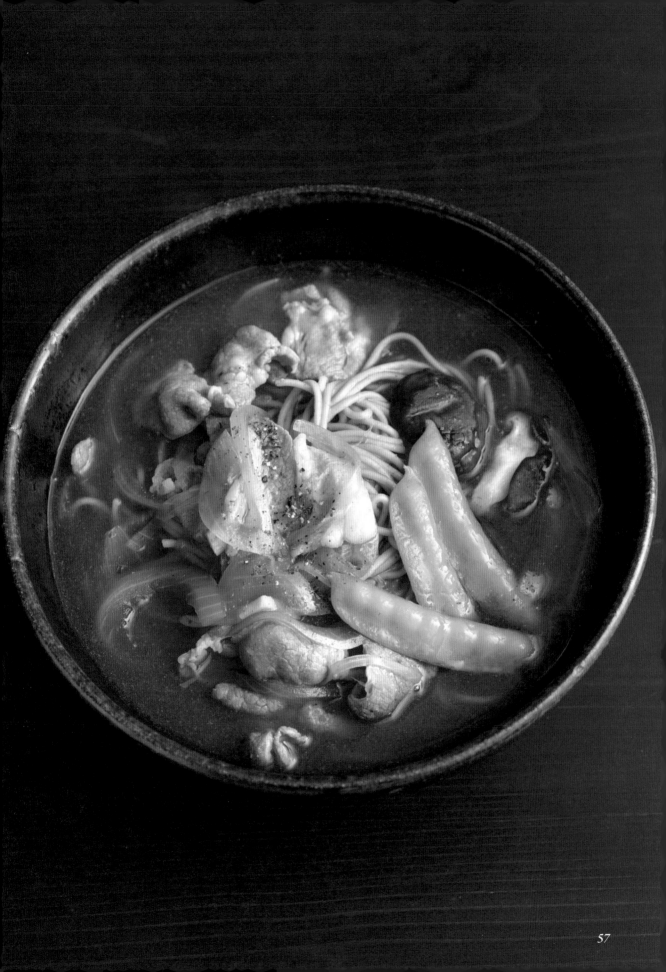

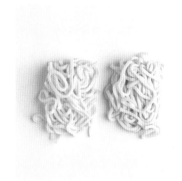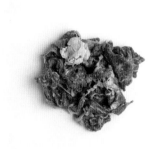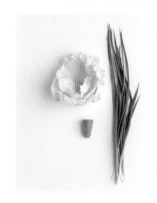

焼きうどん

|| ここで紹介するのは、中央アジアのラグマンといわれる焼きうどん。
本来はラム肉を使いますが、日本では牛薄切り肉で代用し、野菜といっしょに
炒めます。味つけは塩と粉唐辛子のみでごくシンプル。飽きないおいしさです。

材料（2人分）

ゆでうどん……2玉
牛切り落とし肉……150g
にんじん……¼本
キャベツ……小さめ3枚
細ねぎ……1束
にんにく……1かけ
米油……大さじ3
塩……小さじ1
粉唐辛子……小さじ¼

1 にんじんは細切りにし、キャベツ、細ね
ぎはざく切りにする。にんにくは薄切り
にする。

2 うどんはザルに入れて湯をかけてほぐし、
水気をきり、米油大さじ1をからめる。

3 フライパンに米油大さじ2を熱して牛肉
とにんにくを炒め、にんじん、キャベツ
の順に加え、水大さじ2をふり、さらに
炒めて野菜に火を通す。

4 うどん、細ねぎ、塩、粉唐辛子を加えて
よく炒め合わせる。好みでクミンシード
（材料外）を加えてもよい。

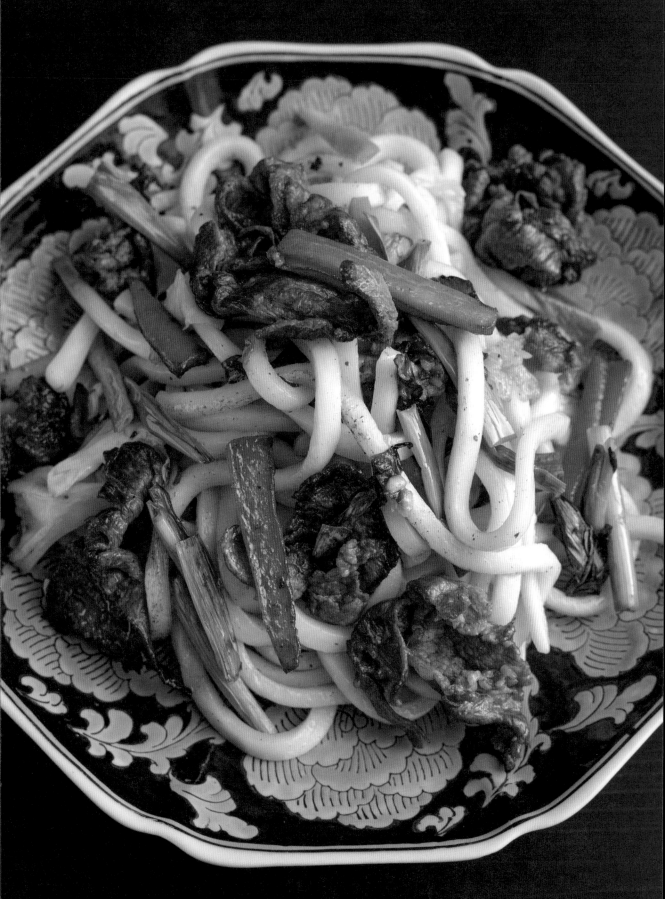

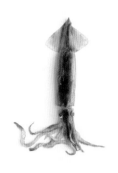
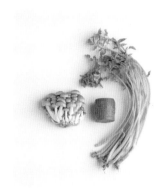

いかのチャプチェ

材料（2人分）

韓国春雨（乾燥）……80g
するめいか……1ぱい
にんじん……¼本
しめじ……1パック（100g）
せり……½束
ごま油……適量
塩、こしょう……各適量
薬味だれ
　　しょうゆ……大さじ1½
　　砂糖……大さじ½
　　にんにくのすりおろし……1かけ分
　　塩、一味唐辛子……各少々
白炒りごま……適量

1　韓国春雨は表示どおりにゆで、ザルに上げ、冷水でよく洗って水気をきる。長ければ、食べやすい長さに切る。

2　いかは胴から足とワタを引き抜き、軟骨を取り除いて洗う。縦半分に切って格子状に切り目を入れ、細切りにする。足はワタと目、くちばしを取り、足先を少し切り落として2本ずつに切り分ける。

3　にんじんは細切りにし、しめじは石づきを取ってほぐす。せりは5cm長さに切る。

4　薬味だれの材料は混ぜ合わせる。

5　フライパンにごま油適量を熱してにんじんを炒め、塩、こしょう各少々をふり、ボウルに取り出す。続いて、しめじを入れてさっと炒め、塩、こしょう各少々をふり、ボウルに加える。最後にせりを入れてさっと炒め、塩、こしょう各少々をふり、ボウルに加える。

6　5のフライパンにごま油少々を熱していかを中火で炒め、1の韓国春雨を加えてさらに炒める。薬味だれを加えて味をからめる。5のボウルに入れて混ぜ合わせる。

7　器に盛り、ごまをふる。

日本でもおなじみの、炒め野菜と韓国春雨のあえもの。
おいしさの秘訣は、野菜は1種類ずつ炒め、いかと春雨はいっしょに炒めて
薬味だれをからめ、最後にすべて混ぜて仕上げること。素材の味が生きます。

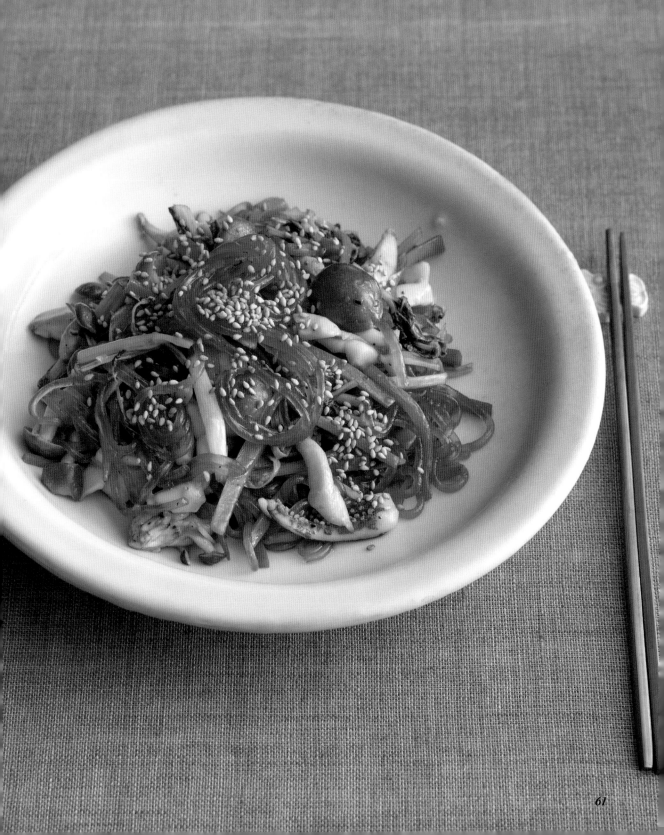

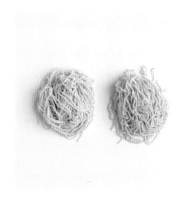
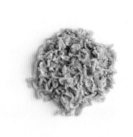
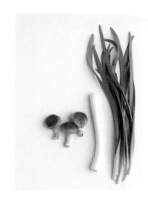

タンタン麺

材料（2人分）

中華生麺……2玉
鶏ひき肉……120g
しいたけ……3個
にら……5本
長ねぎ……½本
米油……大さじ1
干しえび……大さじ1
豆板醤_{トウバンジャン}……小さじ1
甜麺醤_{テンメンジャン}……大さじ1
たれ
　　白練りごま……大さじ2
　　しょうゆ……大さじ2
　　酢……小さじ2
　　ラー油……小さじ2
　　花椒_{ホワジャオ}（すったもの）……少々
ラー油、粗びき黒こしょう（好みで）
　……各適量

1　しいたけは石づきを取って粗みじん切り
　　にする。にらは1cm幅に刻み、長ねぎは
　　みじん切りにする。

2　フライパンに米油を熱し、ひき肉、干し
　　えび、豆板醤、甜麺醤を中火で炒め、ひ
　　き肉がポロポロになったら、水4カップ
　　を加えて7〜8分煮る。しいたけ、にら
　　を加えてさらに2分ほど煮る。

3　たれの材料は混ぜ合わせる。

4　麺はたっぷりの湯で表示どおりにゆで、
　　ザルに上げてゆで汁をしっかりときる。

5　器にたれを半量ずつ入れ、2のスープを
　　それぞれ加えてのばす（a）。麺を入れ、
　　2の具と長ねぎをのせる。好みでラー油
　　とこしょうをふる。

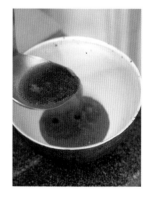

a

にらとしいたけをたっぷり入れた、家庭で作れる簡単レシピ。
ひき肉と豆板醤、甜麺醤を炒めたところに水を注いで煮れば、おいしいだしが出て
スープの素など必要なし。添加物なしのすっきりとした後味が魅力です。

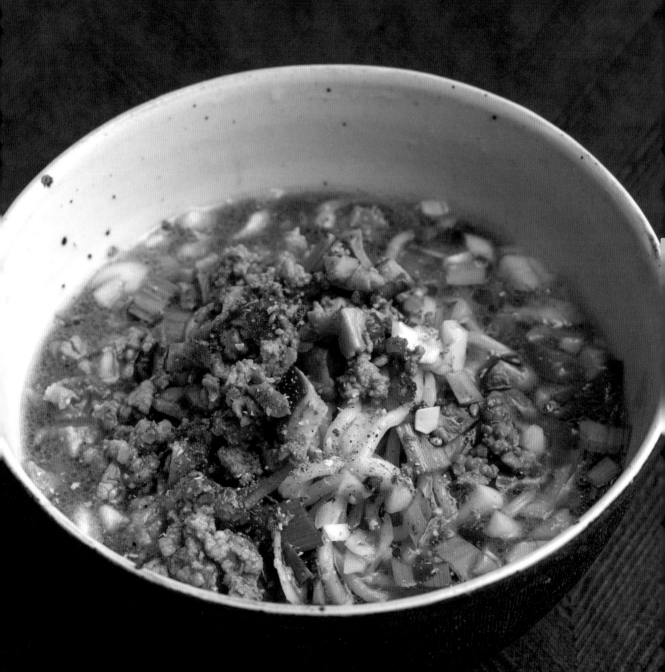

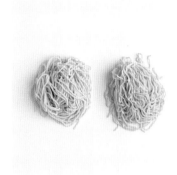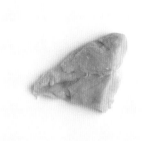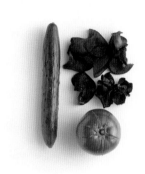

冷やし中華

材料（2人分）

中華生麺……2玉
鶏胸肉……大½枚
塩……小さじ½
こしょう……少々
きゅうり……1本
トマト……1個
きくらげ（水で戻したもの）
　……5g分
ごま油……少々
たれ
　しょうゆ……大さじ2
　酢……大さじ2
　砂糖……大さじ2
　ごま油……大さじ1
　鶏肉のゆで汁……1カップ
パクチー（あれば）……適量

1　鶏肉は塩、こしょうをふって下味をつける。水2カップとともに鍋に入れ、弱火で6〜7分煮、火を止めてそのまま冷ます。冷めたら、食べやすい大きさの薄切りにする。ゆで汁はたれに使うので取っておく。

2　きゅうりは5〜6cm長さの細切りにし、トマトはヘタを取って縦半分に切り、棒状に切る。きくらげは細切りにする。

3　麺はたっぷりの湯で表示どおりにゆで、ザルに上げて流水で洗い、水気をしっかりときってごま油をまぶす。

4　たれを作る。ボウルにしょうゆ、酢、砂糖、ごま油を入れて混ぜ、鶏肉のゆで汁を加えて混ぜる（**a**）。

5　器に麺を盛り、鶏肉、**2**をのせ、あればパクチーを添えてたれをかける。

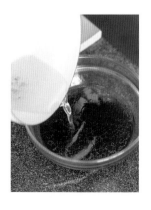

a

スープの素を使わないでおいしいしょうゆだれを作りたいから、
タンパク質は鶏肉をチョイス。鶏肉のゆで汁を活用してたれを仕上げます。
具にする野菜類は3種がベスト。彩りを考えてトマト、きゅうり、きくらげに。

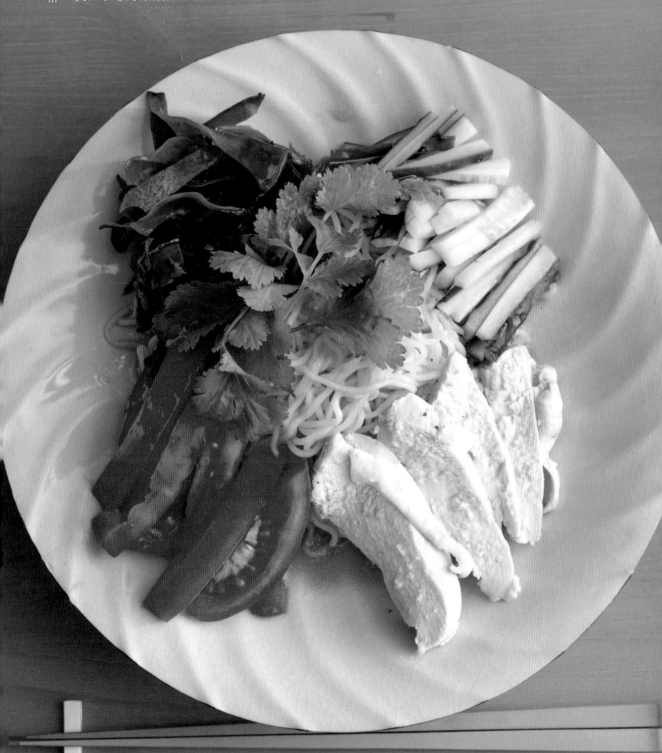

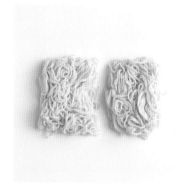
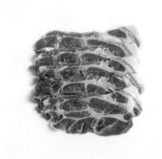
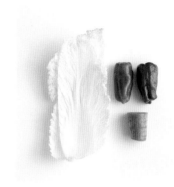

広東風焼きそば

｜｜｜ パリッと香ばしく焼いた麺に野菜あんをかけた、みんなの好きな広東風。
野菜あんの具は、冷蔵庫にある野菜を3素材組み合わせればOK。
うまみの強い豚肩ロース肉を入れれば、大満足のひと皿になります。

材料（2人分）

中華蒸し麺……2玉
豚肩ロース薄切り肉……6枚
塩、こしょう……各少々
白菜……2枚
にんじん……¼本
ピーマン……2個
米油……適量
合わせ調味料
　　しょうゆ……大さじ½
　　塩……小さじ½
　　砂糖……小さじ½
　　こしょう……少々
　　干しえび……大さじ1
　　水……1カップ
　　水溶き片栗粉
　　　（片栗粉小さじ2＋水小さじ2）
ごま油……大さじ1

1　豚肉はひと口大に切り、塩、こしょうを
ふる。白菜は1cm幅に切り、にんじんは
短冊切りにする。ピーマンは種を取って
縦8等分に切る。

2　合わせ調味料の材料は混ぜ合わせる。

3　フライパンに米油大さじ2を熱し、麺を
ほぐして広げて入れる。初めはいじらず、
底面がカリッと焼けたらひっくり返し、
両面がカリッと色づくまで焼いて器に取
り出す。

4　3のフライパンに米油少々を足して豚肉
を中火で炒め、白菜、にんじん、ピーマ
ンを加えてさらに炒める。

5　合わせ調味料を加えて混ぜ、とろみが出
てきたらごま油を入れて香りをつける。
3の麺にかける。

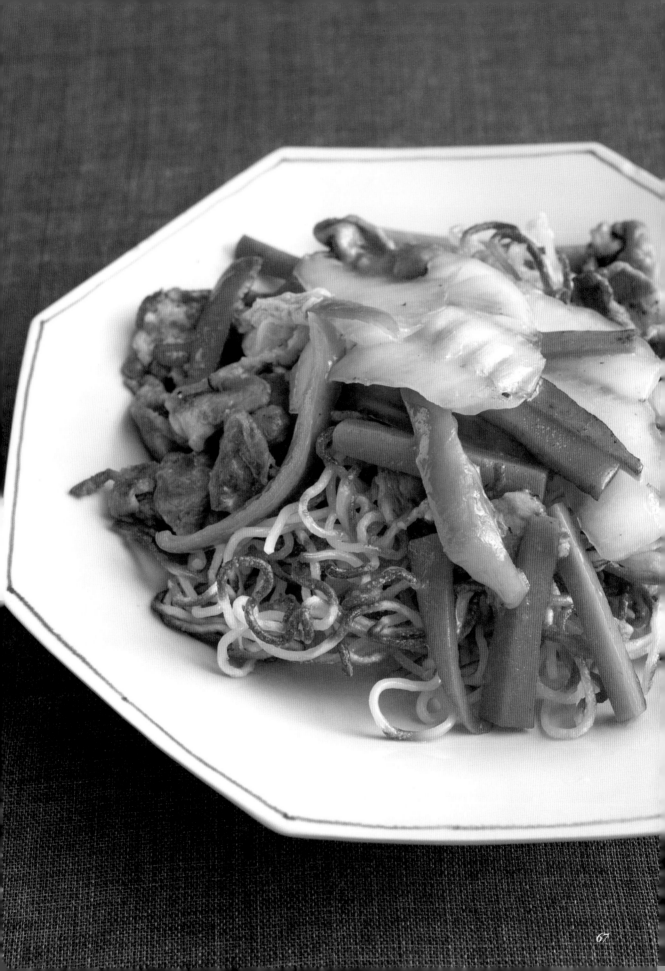

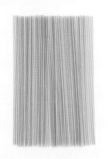 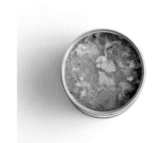 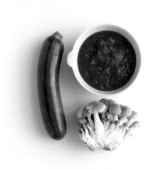

さばのトマトパスタ
＋ズッキーニのバジルサラダセット

生の魚介と同じように栄養がとれるのが魚介の缶詰。いつでも使えるように、
常備しておくといいですね。ここではしめじと取り合わせて
トマトソースパスタを作ります。シンプルなサラダを添えてひと皿献立に。

材料（2人分）

スパゲッティ……160g
さば水煮缶……1缶（190g）
しめじ……1パック（100g）
トマトソース
　　にんにくの薄切り……1かけ分
　　カットトマト缶……½缶
　　赤唐辛子……1本
　　塩……小さじ¼
　　砂糖……小さじ¼
　　オリーブオイル……大さじ2
ズッキーニのバジルサラダ
　　ズッキーニ……1本
　　バジル……4枝
　　塩……少々
　　オリーブオイル……少々

1　ズッキーニのバジルサラダを作る。ズッキーニは6～7mm厚さの輪切りにし、ボウルに入れる。バジルをざっくりとちぎって加え、塩、オリーブオイルをふって混ぜ合わせる。

2　しめじは石づきを取ってほぐす。

3　フライパンに**2**のしめじ、トマトソースのすべての材料、さばの水煮を缶汁ごと入れ、水¼カップを加えて火にかける。煮立ったら、中火で10分ほど煮る。

4　スパゲッティは塩適量（分量外）を入れたたっぷりの湯で表示どおりにゆで、湯をきって**3**のフライパンに加えて混ぜる。

5　器に**4**を盛り、ズッキーニのバジルサラダをまわりに並べる。

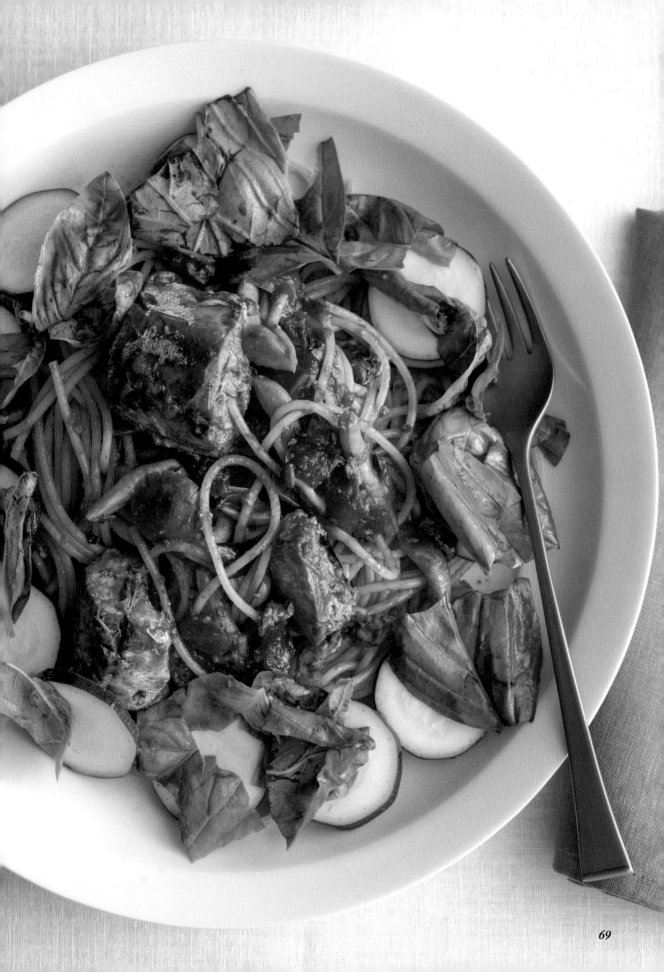

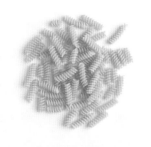
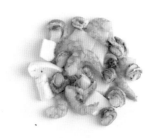
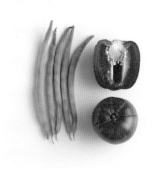

フジッリ、シーフード、野菜の紙包み焼き

具材をすべてオーブンシートにのせて包み、オーブンやオーブントースターで焼くだけ。
調味料も最小限。ショートパスタは熱湯につけて
半ゆでになったものを使うと、鍋でゆでる手間がかかりません。

材料（2人分）

ショートパスタ（フジッリ）……80g
シーフードミックス（冷凍）……200g
さやいんげん……5本
パプリカ（赤）……½個
トマト……1個
にんにく……1かけ
タイム……少々
塩……小さじ½
オリーブオイル……大さじ1

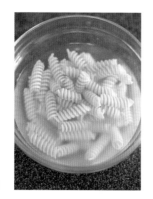
a

1　フジッリはボウルに入れ、たっぷりの熱湯を注いで15分ほどおき（a）、ザルに上げて水気をきる。

2　シーフードミックスは塩少々（分量外）をふり、流水で洗って水気をきる。さやいんげんは食べやすい長さに切り、パプリカは細切りにする。

3　トマトは2cm角に切り、にんにくはみじん切りにする。タイムは葉を摘む。これらをボウルに入れ、塩、オリーブオイルを加えて混ぜる。

4　大きめに切ったオーブンシートの中央にフジッリ、シーフードミックス、さやいんげん、パプリカをおき、3をかける。オーブンシートの手前と向こう側を合わせて折りたたみ、左右のオーブンシートも折りたたむ。

5　天板にのせ、200℃のオーブン、またはオーブントースターで20分ほど焼く。

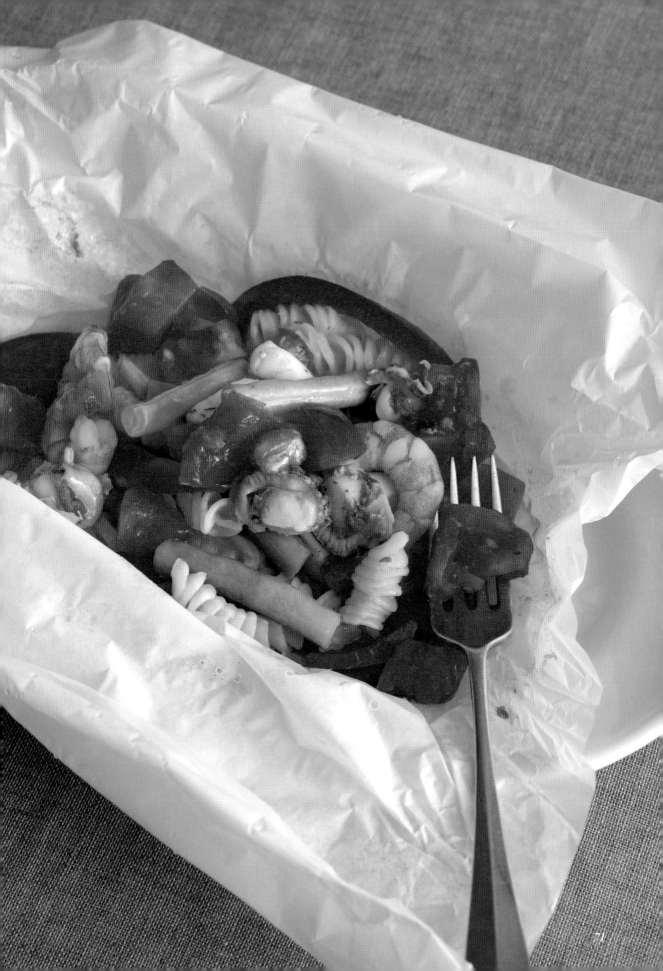

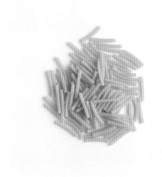 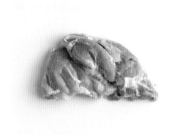 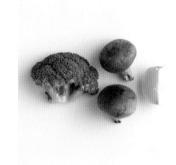

チキンマカロニグラタン

マカロニ、鶏肉、ブロッコリー、しいたけ、玉ねぎの組み合わせが絶妙。
ホワイトソースを作らないレシピだから、手軽に作れるのが魅力。
栄養のバランスをとるためにマカロニは少なめ、チーズは多めでも OK。

材料（2人分）

ショートパスタ（マカロニ）……80g
鶏もも肉……½枚
ブロッコリー……¼個
しいたけ……2個
玉ねぎ……¼個
バター……大さじ2
オリーブオイル……大さじ1
薄力粉……大さじ2
牛乳……2カップ
塩、こしょう……各適量
ピザ用チーズ……適量
パン粉……大さじ1

1　マカロニはボウルに入れ、たっぷりの熱湯を注いで15分ほどおき、ザルに上げて水気をきる。

2　鶏肉はひと口大に切り、塩、こしょう各少々をふる。ブロッコリーは小房に分ける。しいたけは石づきを取って薄切りにし、玉ねぎも薄切りにする。

3　フライパンにバター大さじ1とオリーブオイルを熱し、鶏肉、玉ねぎ、しいたけの順に入れ、弱めの中火で鶏肉の色が変わるまで炒め、薄力粉をふり入れて混ぜる。

4　牛乳を加えて混ぜ、塩小さじ½、こしょう少々を加え、とろみがつくまで混ぜながら煮る。マカロニを加えてあえる。

5　耐熱容器にバター少々（分量外）をぬり、4、ブロッコリーを入れ、チーズ、パン粉をふり、バター大さじ1をちぎって散らし、250℃のオーブンで10分ほど焼く。

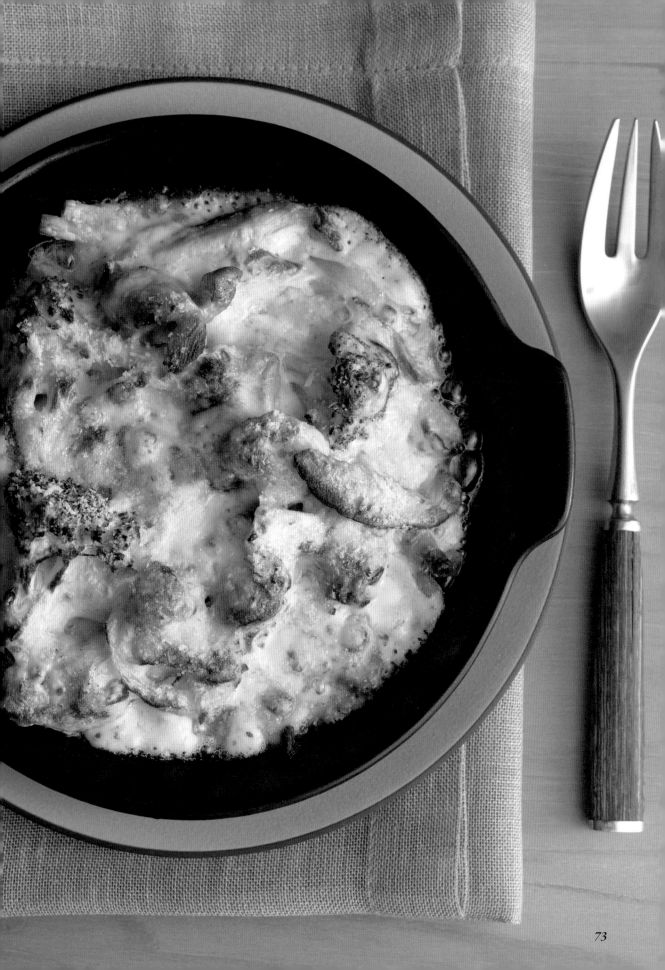

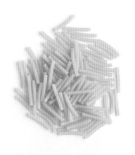
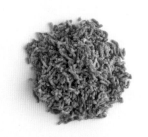
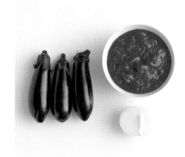

ムサカ

材料（2人分）

ショートパスタ（マカロニ）……80g
牛ひき肉……120g
なす……3個
玉ねぎ……½個
オリーブオイル……大さじ3

カットトマト缶……1缶
にんにくのすりおろし……小さじ1
塩……小さじ½
こしょう……少々
パルメザン粉チーズ……適量

1　マカロニはボウルに入れ、たっぷりの熱湯を注いで15分ほどおき、ザルに上げて水気をきる。

2　なすはヘタを取って7〜8mm厚さの輪切りにし、塩少々（分量外）をまぶす。玉ねぎは粗みじん切りにする。

3　フライパンにオリーブオイル大さじ2を熱し、なすを並べて中火で両面を焼き、取り出す。

4　3のフライパンにオリーブオイル大さじ1を足してひき肉を炒め、カットトマト、玉ねぎ、にんにく、塩、こしょうを加え、中火で10分ほど煮る。

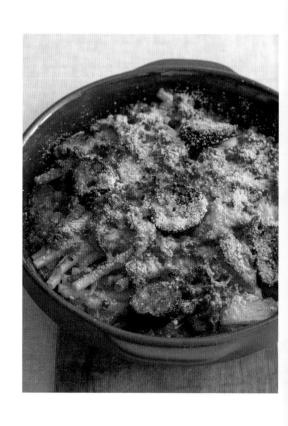

5　耐熱容器にマカロニ、3のなす、4のミートソースの順に2段重ねにして入れ、チーズを散らす。230℃のオーブンで15分ほど焼く。

ムサカは地中海沿岸で食べられている料理で、なすとひき肉の重ね焼き。
ここに炭水化物であるマカロニを加え、完全食に仕上げます。
簡単ミートソースを作り、焼き色がつくまでしっかり焼くのがポイントです。

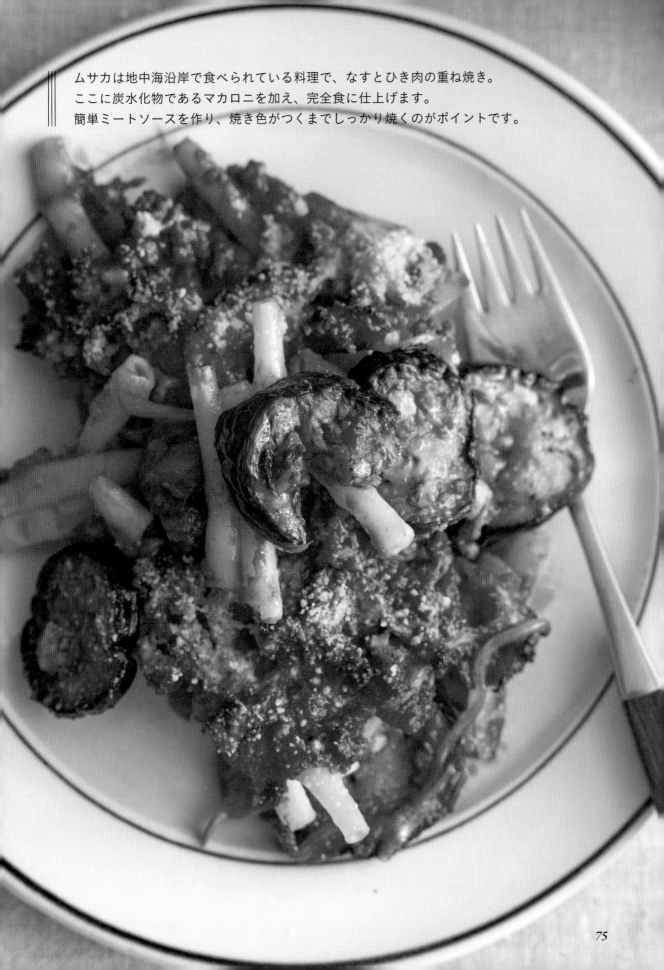

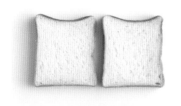 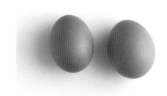 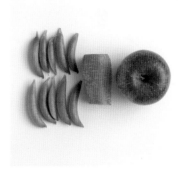

フレンチトースト＋にんじんサラダセット

材料（2人分）

フレンチトースト
　　食パン（6枚切り）……2枚
　　卵……2個
　　バター……20g
シナモンパウダー……適量
メープルシロップ……適量
にんじんサラダ
　　にんじん……½本
　　塩……小さじ¼
　　レモン汁……大さじ1
　　オリーブオイル……大さじ1
スナップえんどう……10本
りんご……小さめ1個
レモン汁……大さじ1

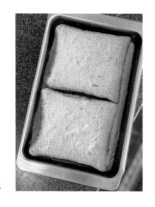
a

1　フレンチトーストの下ごしらえをする。バットに卵を割り入れてほぐし、食パンを浸し、しっかりとしみ込むまで冷蔵庫に30分以上おく（**a**）。

2　にんじんサラダを作る。にんじんはせん切りにしてボウルに入れ、塩、レモン汁、オリーブオイルを加えて混ぜる。

3　スナップえんどうはたっぷりの湯でさっとゆでる。

4　りんごは6〜8つ割りにして芯の部分を取り除き、皮をむく。皮は鍋に入れ、レモン汁、水2カップを加えて中火で10分ほど煮出し、アップルティーにする。

5　フレンチトーストを仕上げる。フライパンにバターを熱して**1**を入れ、両面をこんがりと焼く。

6　器にフレンチトースト、にんじんサラダ、スナップえんどう、りんごを盛り合わせ、フレンチトーストにはシナモンパウダーをふってメープルシロップをかける。アップルティーを添える。

フレンチトーストはパンに卵液をしみ込ませて焼くので、これだけでも栄養満点、
さらに100％天然由来でミネラル豊富なメープルシロップをかければ栄養価アップ。
サラダ、ゆで野菜、りんご、自家製アップルティーで、体が整うひと皿に。

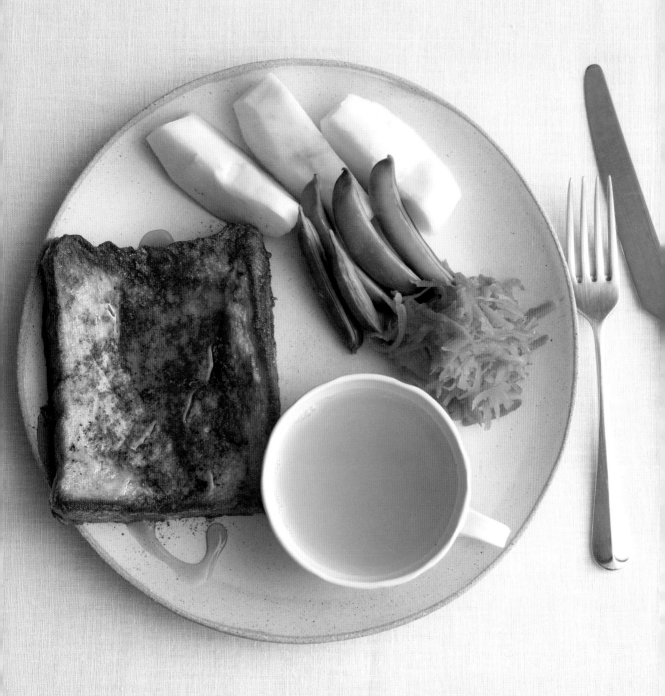

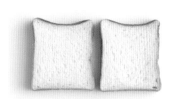 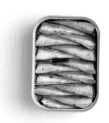 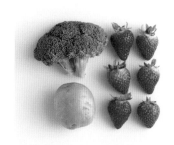

オイルサーディンと
マッシュポテトのせトースト

マッシュポテトとオイルサーディンは相性のよい組み合わせですが、
これをパンにのせるとぐっとボリュームが出て、食指が動きます。
ゆでるだけのブロッコリー、洗うだけのいちごでビタミン力を強化します。

材料（2人分）

食パン（6枚切り）……2枚
オイルサーディン……1缶
マッシュポテト
　　じゃがいも……1個
　　塩、こしょう……各少々
　　バター……少々
　　牛乳……大さじ2〜3
ブロッコリー……¼個
いちご……6粒
粗びき黒こしょう……適量

1 マッシュポテトを作る。じゃがいもはよく洗い、たっぷりの水からゆで、竹串が通るくらいやわらかくなったら取り出す。ボウルに入れ、熱いうちにつぶし、好みで皮を取り除き、塩、こしょう、バター、牛乳を加えて混ぜる。

2 ブロッコリーは小房に分け、**1**のゆで汁でゆで、ザルに上げてゆで汁をきる。

3 オイルサーディンは、ペーパータオルの上にのせて軽く油をきる。

4 パンをオーブントースターなどでこんがりと焼き、マッシュポテトをのせて全体に広げ、オイルサーディンをのせる。

5 器に**4**をのせてこしょうをふり、ブロッコリー、ヘタを取ったいちごを添える。

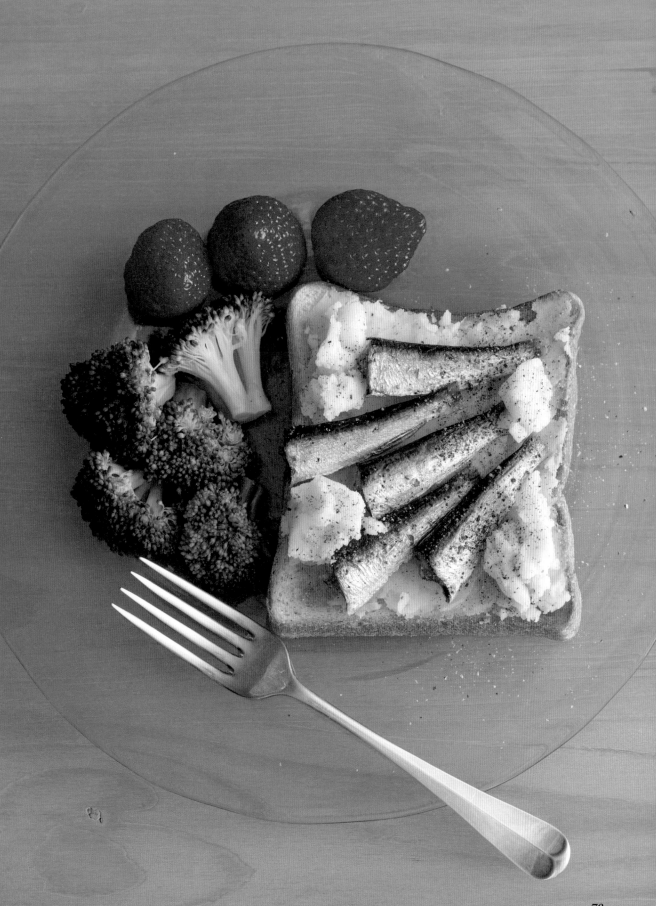

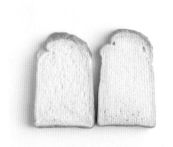
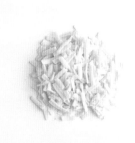
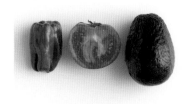

アボカドチーズトースト

アボカドは体に必要なビタミン・ミネラル類が豊富なので、
すすんで食べたい食材のひとつ。ここでは、トマトやピーマンといっしょに
パンにのせ、ピザトーストにします。タンパク源のチーズはたっぷりと。

材料（2人分）

イギリスパン（6枚切り）……2枚
ピザ用チーズ……70〜80g
アボカド……1個
トマト……½個
ピーマン……1個
粒マスタード……適量
塩……少々

1　アボカドは縦に一周切り込みを入れ、皮と種を取り除き、薄切りにする。

2　トマトはヘタを取って薄切りにし、ピーマンは横にごく薄切りにする。

3　パンをオーブントースターで軽く焼き、粒マスタードをぬり、ピーマン、トマトの順にのせ、塩をふる。アボカドを少しずらしながらのせ、チーズをたっぷりとかける。

4　オーブントースターでチーズが溶けるまで焼く。

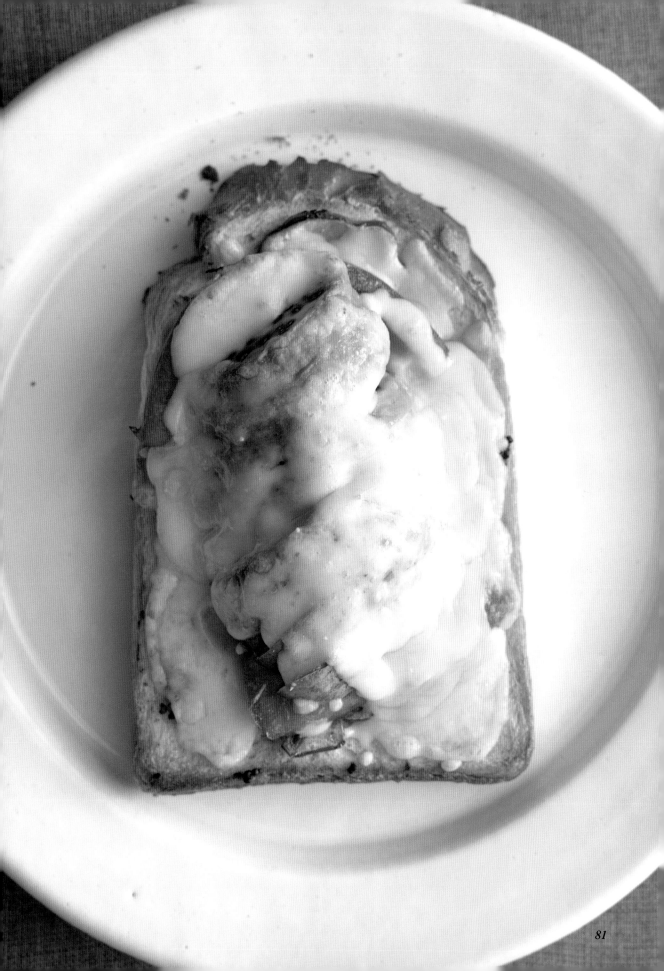

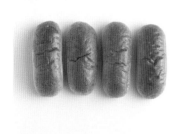 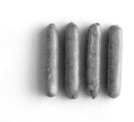 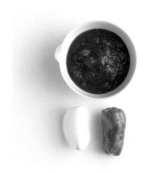

チリドッグ

> 昭和レトロなホットドッグに自家製チリソースをプラスしたおかずパン。
> チリソースはピーマン、玉ねぎ、トマト缶を用い、チリパウダーでピリ辛に。
> 野菜入りのチリソースが加わるだけで、栄養バランスがぐっとよくなります。

材料（2人分）

ドッグパン……4個
フランクフルトソーセージ……4本
チリソース
　玉ねぎ……¼個
　ピーマン……1個
　にんにく……1かけ
　オリーブオイル……大さじ1
　カットトマト缶……½缶
　塩……小さじ¼
　チリパウダー……小さじ¼

1　チリソースを作る。玉ねぎは粗みじん切りにし、ピーマンは種を取って粗みじん切りにする。にんにくはみじん切りにする。

2　フライパンにオリーブオイルを熱し、にんにく、玉ねぎ、ピーマンを中火で炒め、カットトマト、塩、チリパウダーを加えて少し煮詰める。

3　ソーセージは斜めに数カ所切り目を入れ、2のチリソースに加えて1～2分煮て味をからめる。

4　ドッグパンの上部に縦に切り目を入れ、3のソーセージとチリソースをはさむ。

5　オーブントースターでこんがりと焼く。

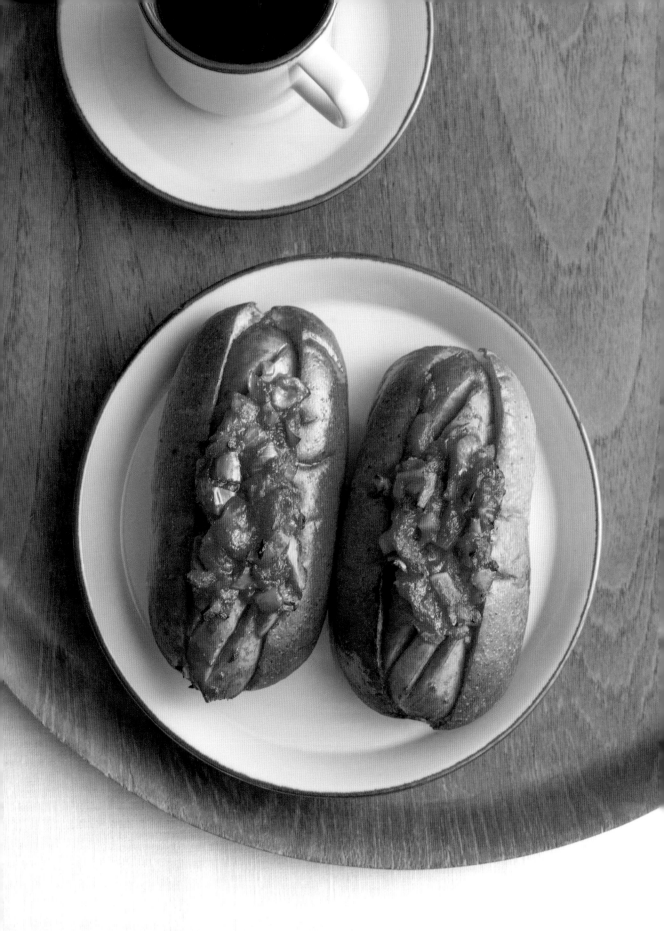

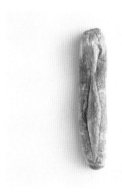 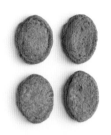 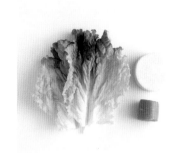

ベトナム風サンドイッチ

現地では、肉炒めや練り製品、ナンプラー味の紅白なますを
やわらかめのフランスパンにサンドするのがポピュラー。
日本のさつま揚げとベトナムなますの組み合わせも、思いのほかおいしい！

材料（2人分）

バタール（やわらかめのもの）
　　……1本
さつま揚げ……4枚
サニーレタス……2枚
ベトナムなます
　　大根……100g
　　にんじん……¼本
　　酢……大さじ2
　　ナンプラー……大さじ1
　　砂糖……大さじ1
　　塩……少々
　　赤唐辛子の輪切り……少々
バター……大さじ2
パクチー……1枝

1　ベトナムなますを作る。大根とにんじん
　は食べやすい長さのせん切りにする。ボ
　ウルに酢、ナンプラー、砂糖、塩、赤唐
　辛子を入れて混ぜ合わせ、大根とにんじ
　んを加えて味をなじませる。

2　さつま揚げはオーブントースターで温め
　る程度に焼き、半分に切る。

3　バタールは長さを半分に切ってオーブン
　トースターで温める程度に焼き、厚みに
　切り目を入れ、断面にバターをぬる。

4　サニーレタス、さつま揚げ、なます、さ
　つま揚げ、なます、パクチーの順にはさむ。

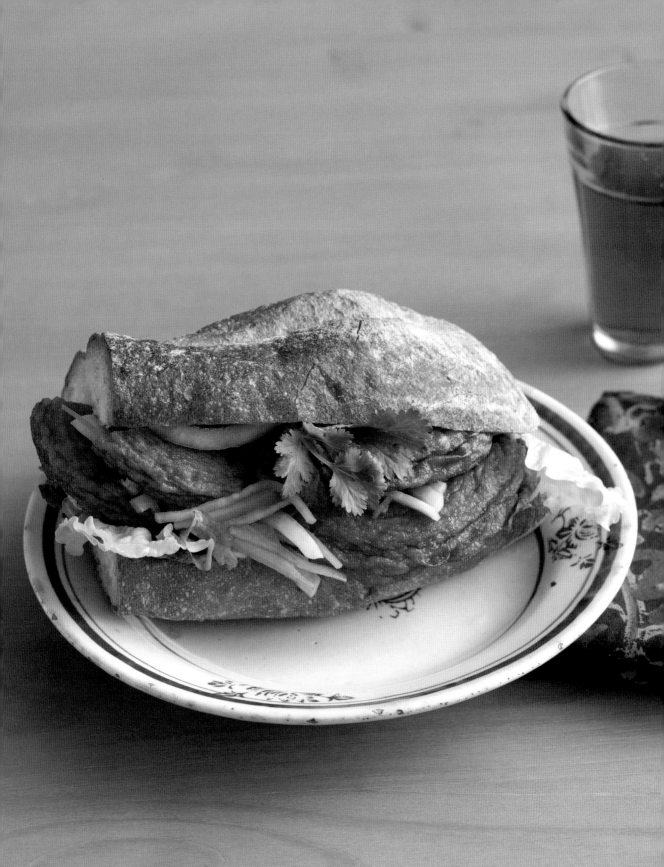

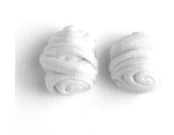
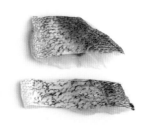
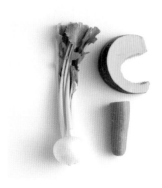

鯛と野菜、花巻のせいろ蒸し

材料（2人分）

花巻……2個
鯛……2切れ
かぶ（葉つき）……1個
かぼちゃ……1/8個
にんじん……1/2本
塩、こしょう……各適量
ごま油……適量

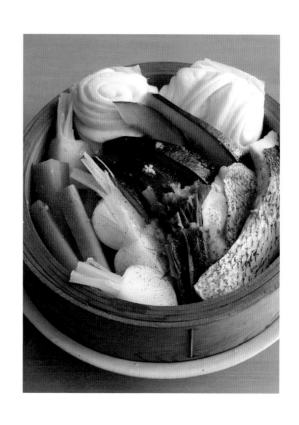

1　鯛は塩、こしょう各少々をふって下味をつける。

2　かぶはくし形に切り、葉は5cm長さに切る。かぼちゃは食べやすい大きさの薄切りにし、にんじんはスティック状に切る。

3　せいろに花巻、1、2を並べ入れ、ふたをして、蒸気の上がった状態で10分ほど蒸す。

4　野菜に塩、こしょう各少々をふり、野菜と鯛にごま油をふる。

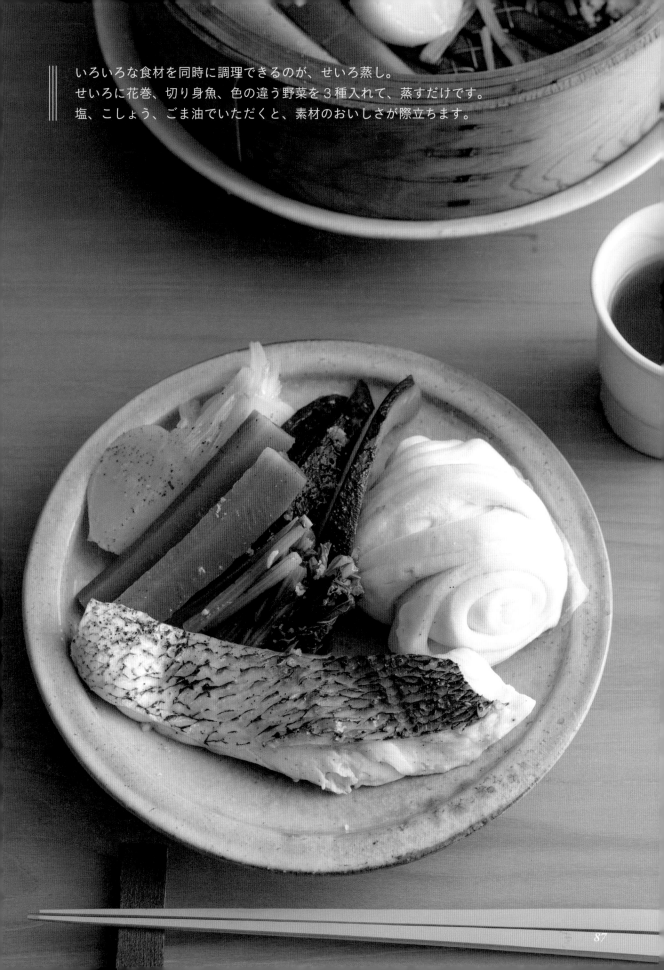

いろいろな食材を同時に調理できるのが、せいろ蒸し。
せいろに花巻、切り身魚、色の違う野菜を3種入れて、蒸すだけです。
塩、こしょう、ごま油でいただくと、素材のおいしさが際立ちます。

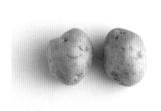 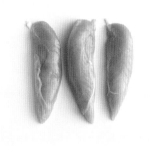 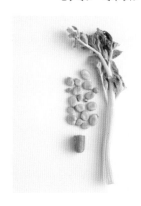

ごちそうポテトサラダ
＋デミタススープセット

材料（2人分）

じゃがいも……2個
鶏ささ身……3本
にんじん……¼本
セロリ（葉つき）……1本
そら豆（さやから出したもの）
　　……70g
塩、こしょう……各適量
酢……少々
砂糖……少々
マヨネーズ……大さじ3〜4
ディルのみじん切り……2枝分

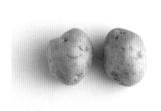
a

1　じゃがいもはよく洗い、さいの目切りにする。にんじんとセロリの茎もさいの目切りにし、セロリの葉はみじん切りにする。

2　ささ身は筋を取ってさいの目切りにし、塩、こしょう各少々をふって下味をつける。

3　鍋に水3カップ、じゃがいも、にんじん、そら豆、ささ身、セロリの葉適量を入れて火にかけ、沸騰したら中火にし、野菜がやわらかくなるまで5分ほどゆでる。ザルで濾し、具とゆで汁に分ける（a）。ゆで汁はスープにするので取っておく。

4　ボウルにセロリの茎、塩、こしょう各少々、酢、砂糖を入れて混ぜ、3の具とマヨネーズを加えてあえる。

5　3のゆで汁を鍋に戻して火にかけ、塩、こしょう各少々を加えて味を調え、半量のディルを加える。

6　器に4のポテトサラダを盛り、残りのディルを散らす。5のスープを別器に入れて添える。

昨日はちょっと食べすぎたかなと思うときにおすすめなのがこちら。
鶏ささ身、にんじん、そら豆、セロリを入れたポテトサラダと
ゆで汁で作ったスープ。栄養バランスをくずすことなく、食べる量は控えめ。

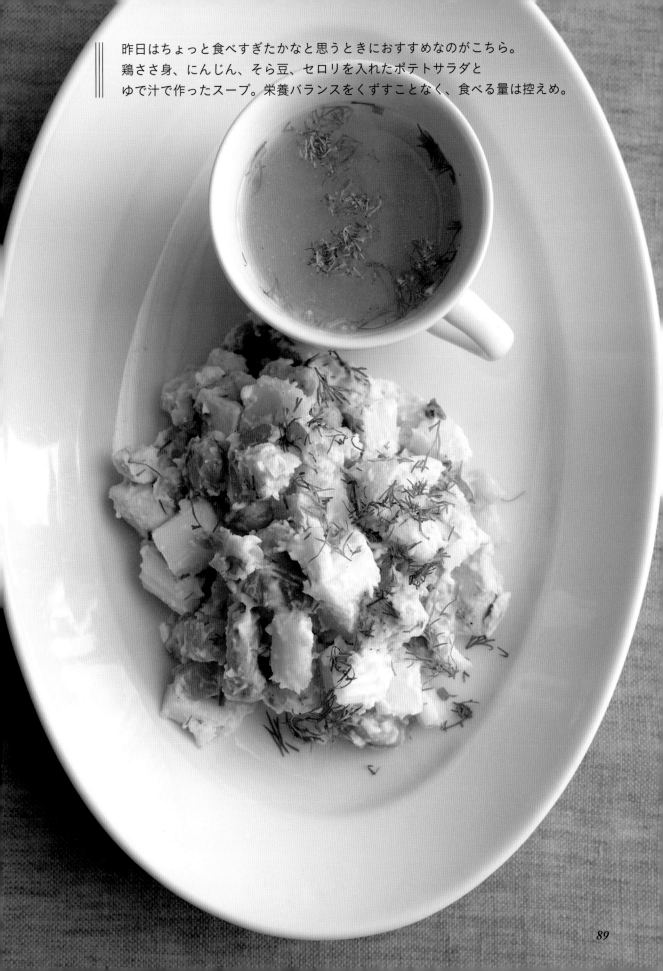

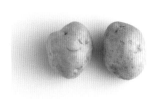 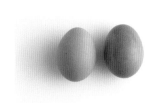 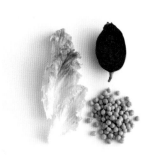

じゃがいものパンケーキ ＋ビーツサラダセット

材料（2人分）

じゃがいも……2個
卵……1個
塩、こしょう……各適量
薄力粉……大さじ1
バター……大さじ3
サワークリーム
　　生クリーム……1/4カップ
　　プレーンヨーグルト……1/4カップ
ビーツサラダ
　　ビーツ……1/2個
　　グリンピース
　　　（さやから出したもの）……50g
　　卵……1個
　　サニーレタス……2枚
　　パセリのみじん切り……1枝分
　　ドレッシング
　　　　オリーブオイル……大さじ1
　　　　酢……大さじ1
　　　　塩……小さじ1/4
　　　　こしょう……少々

1　ビーツサラダの下ごしらえをする。ビーツはよく洗い、皮つきのままさいの目切りにする。

2　鍋に湯を沸かし、グリンピースをゆで、網ですくい出す。続いてビーツを入れてゆで、ザルに上げる。卵はゆでて殻をむき、白身と黄身に分け、それぞれみじん切りにする。ドレッシングの材料は混ぜる。

3　じゃがいもはよく洗ってスライサーでせん切りにし、ボウルに入れる。卵を溶いて加え、塩、こしょう、薄力粉を入れてよく混ぜる。

4　フライパンにバターを熱し、**3**を4等分にして入れ、平らに広げる。底面がカリッとしたらひっくり返し、両面をきつね色に焼く。

5　生クリームとヨーグルトを混ぜ合わせ、自家製サワークリームを作る。

6　器に**4**を盛り、サワークリームを添える。空いたスペースにサニーレタスをちぎってのせ、ビーツ、グリンピース、ゆで卵、パセリを重ねて盛り、ドレッシングをかける。

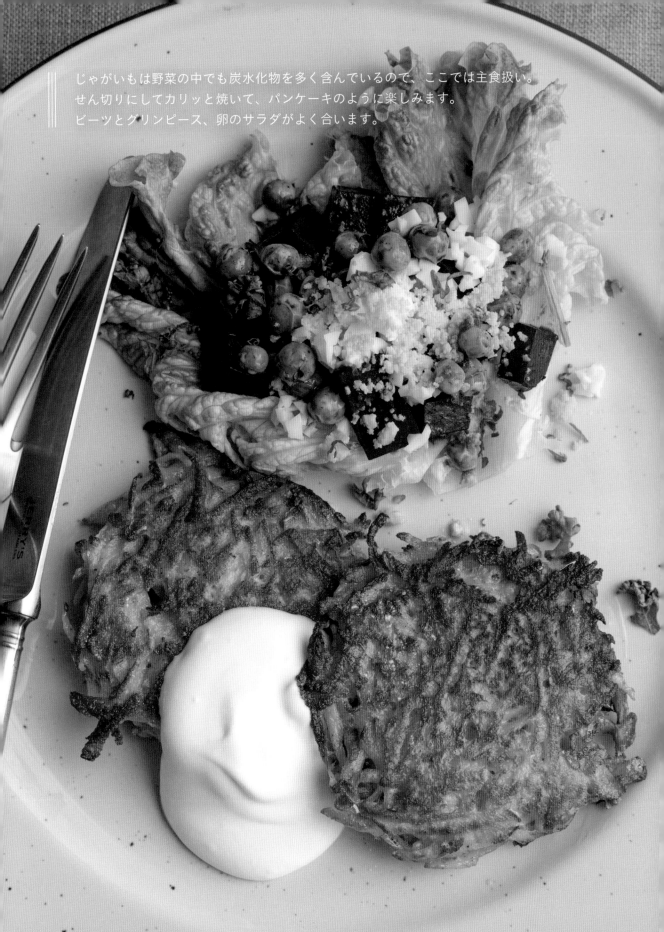

じゃがいもは野菜の中でも炭水化物を多く含んでいるので、ここでは主食扱い。
せん切りにしてカリッと焼いて、パンケーキのように楽しみます。
ビーツとグリンピース、卵のサラダがよく合います。

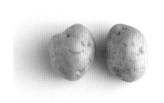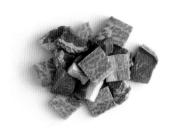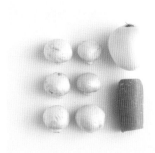

ビーフシチュー

材料（2人分）

じゃがいも……2個
牛肉（シチュー・カレー用）
　……250g
薄力粉……大さじ1
玉ねぎ……1個
にんじん……½本
マッシュルーム……6個
バター……大さじ1
オリーブオイル……大さじ1
赤ワイン……½カップ
トマトペースト……大さじ1
ローリエ……1枚
砂糖……小さじ½
塩、こしょう……各適量
パセリのみじん切り……適量

1 じゃがいもはよく洗って4等分に切る。玉ねぎはくし形に切り、にんじんは1～1.5cm厚さの輪切りにする。マッシュルームは石づきを取る。

2 牛肉はひと口大に切り、塩、こしょう各少々をふって下味をつけ、薄力粉をまぶす。

3 鍋にバターとオリーブオイルを熱し、牛肉を入れて中火で焼きつけ、じゃがいも、玉ねぎ、にんじん、マッシュルームを加えて軽く炒める。

4 塩小さじ¾をふり、水3カップを注ぎ入れ、煮立ったらアクを取り、弱めの中火で30分煮る。途中15分ほどしてじゃがいも、にんじん、マッシュルームがやわらかくなったら、取り出す。

5 4の鍋に赤ワイン、トマトペースト、ローリエを加え、弱めの中火で20～30分煮る。砂糖、塩小さじ¼、こしょう少々で味を調える。

6 器に、取り出しておいたじゃがいも、にんじん、マッシュルームを盛り、**5**をかける。パセリをふる。

ビーフシチューをより簡単に、あっさりと楽しむレシピを考えました。
野菜は煮込む前に取り出してしまい、肉だけをこっくりと煮て
器に盛り合わせます。野菜のボリューム感が出て、これだけで大満足です。

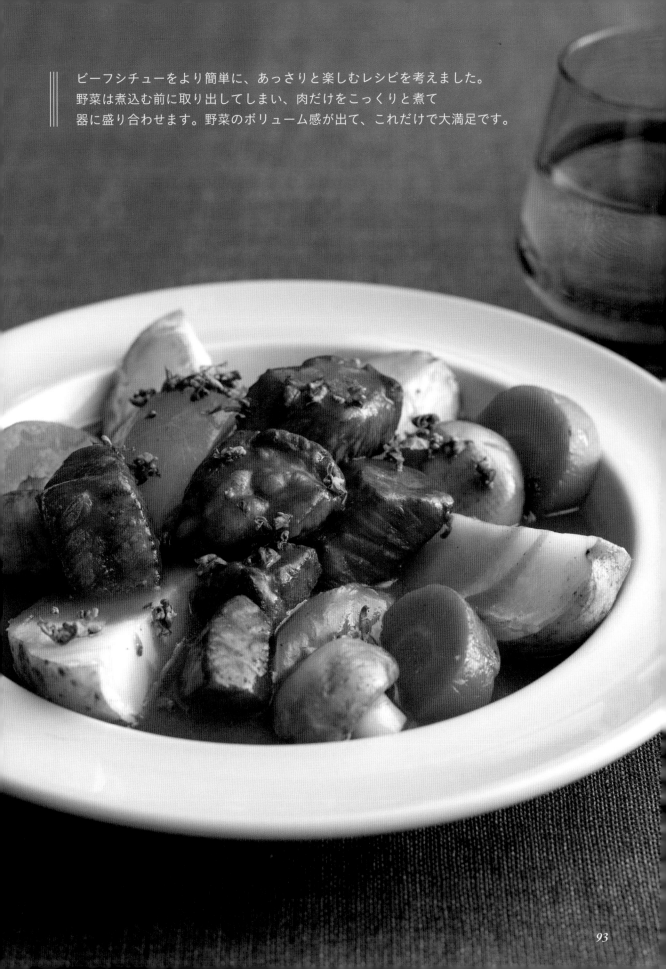

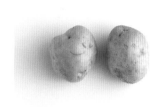
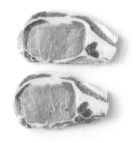

ボルシチ

材料（2人分）

じゃがいも……2個
豚肩ロース肉（とんかつ用）……250g
キャベツ……小2枚
ビーツ……70g
玉ねぎ……¼個
ローリエ……1枚
米油……大さじ1
バター……大さじ1
酢……小さじ1
塩、こしょう……各適量
にんにくのすりおろし……1かけ分
ディルの粗みじん切り……1枝分
サワークリーム（p.90参照）……適量

a

1　じゃがいもはよく洗って4等分に切る。キャベツはざく切りにし、ビーツはよく洗い、皮つきのまません切りにする。玉ねぎは薄切りにする。

2　豚肉はひと口大に切り、塩、こしょう各少々をふって下味をつける。

3　鍋に水4カップと塩小さじ1¼、豚肉、じゃがいも、ローリエを入れて火にかけ、煮立ったらアクを取り、弱めの中火で20分ほど煮る。途中15分ほどしてじゃがいもがやわらかくなったら取り出し、熱いうちにディル適量をまぶす。

4　フライパンに米油とバターを熱し、玉ねぎ、ビーツを入れて中火でざっと炒め、酢を加え（a）、さらに5〜6分炒める。

5　3の鍋に4とキャベツを加え、15分ほど煮る。塩小さじ½、こしょう適量で味を調え、にんにく、ディル適量を加えて火を止める。

6　3のじゃがいもとともに器に盛り、残りのディルをふり、サワークリームを添える。

不足しがちなビタミン・ミネラルを多く含むビーツを使ったロシアのスープ。
いつもはじゃがいももいっしょに煮込みますが、ここではゆでるだけにとどめ、
しっかり形を残して主食として添えます。サワークリームがおいしさの要です。

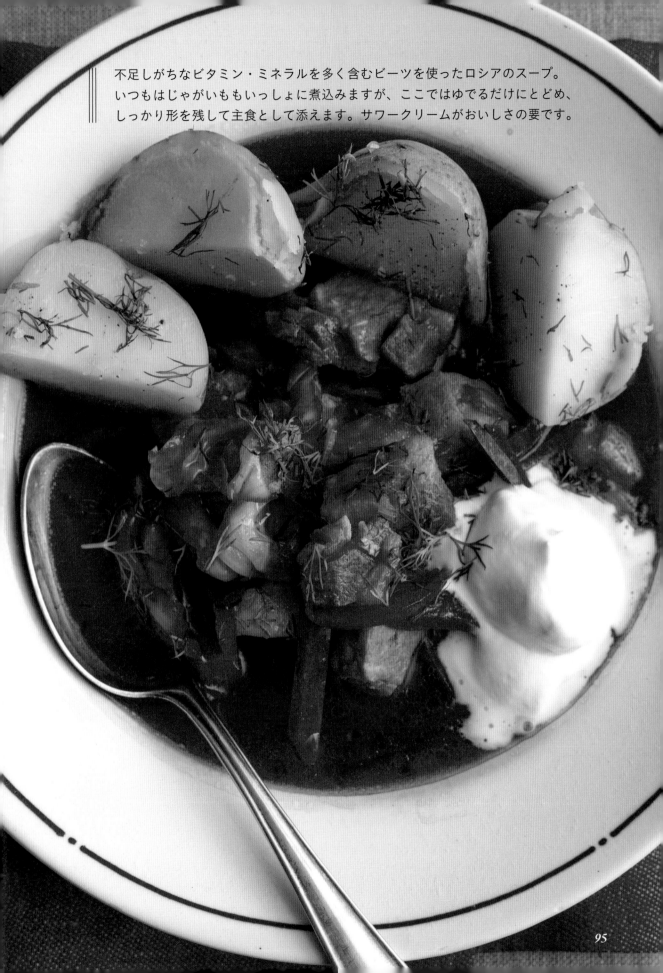

荻野恭子（おぎの・きょうこ）

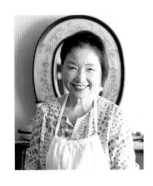

東京・浅草生まれ。子どもの頃から食べることが大好きで、プロが指導する各種の料理学校で世界の料理を学ぶ。世界65カ国以上を訪れ、食文化の研究を続けている。料理教室「サロン・ド・キュイジーヌ」主宰。ユーラシア料理研究家としてテレビ・雑誌などでも活躍中。近著に『おうちでできる 世界のおそうざい』（河出書房新社）、『103歳の食卓 母とつくり上げた卓上クッキング』（プレジデント社）などがある。
https://www.cook-ogino.jp

調理助手　関　由香

デザイン　米持洋介
撮影　公文美和
スタイリング　佐々木カナコ
編集　松原京子
校正　安久都淳子
DTP 製作　天龍社

ひと皿で栄養がとれる！
60歳からのおいしい完全食

2024 年 7 月 20 日　第 1 刷発行

著　者　荻野恭子
発行者　木下春雄
発行所　一般社団法人　家の光協会
　　　　〒 162-8448
　　　　東京都新宿区市谷船河原町 11
　　　　電話　03-3266-9029（販売）
　　　　　　　03-3266-9028（編集）
　　　　振替　00150-1-4724
印刷・製本　株式会社東京印書館